Verdauung fängt vor dem Essen an.

Vielen Menschen ist mittlerweile die altindische
Lehre des Ayurveda eine vertraute Quelle für alter-
nativen medizinischen Rat in allen Lebenslagen.
Doch der Ayurveda ist sehr viel mehr: Er ist Leit-
faden für ganzheitliches Leben im Einklang mit uns
selbst und unserer inneren Natur.

Ist diese Harmonie von Körper und Geist gestört,
dann leiden der gesamte Stoffwechsel und die inneren Organe, insbesondere auch Magen und Darm
darunter: allgemeines Unwohlsein, Blähungen,
Nahrungsmittelallergien, Verstopfung, Durchfall,
Magenschmerzen, Gastritis oder Darmentzündun-
gen, selbst Geschwüre können die Folge sein.

Deepak Chopra, der berühmteste Ayurveda-Arzt
der Welt, zeigt Ihnen, wie Sie Ihren ganz auf Sie
abgestimmten Weg zur ganzheitlichen Harmonie von
Körper und Geist und dadurch zu einer natürlichen
Verdauung finden.

Sie lernen zunächst nach ayurvedischer Lehre
Ihren Persönlichkeitstyp kennen, anschließend Ihren
Verdauungsprozeß. Danach erfahren Sie,
wie und wann Sie persönlich am besten essen sollen
und womit Sie sich am günstigsten ernähren. Sie werden eingeführt in die Bedeutung Ihres Gefühlslebens
und der Rhythmen der Natur für eine natürliche Verdauung. Ayurvedische Massagen, körperliche und
geistige Übungen helfen weiterhin, Ihre innere
Balance wiederherzustellen. Besonderen Krankheiten und Symptomen, wie zum Beispiel Nahrungsmittelallergien, Hämorrhoiden und Blinddarmentzündung sind eigene Abschnitte des Buches
gewidmet.

Dr. med. Deepak Chopra
Die natürliche Verdauung

Lübbe Ayurveda Ratgeber

In der Reihe »Lübbe Ayurveda Ratgeber«
sind bisher folgende Titel erschienen:

- Dr. med. Deepak Chopra: Endlich erholsam schlafen.
  (1995)
- Dr. med. Deepak Chopra: Das Gewicht, das zu mir
  paßt. (1996)
- Dr. med. Deepak Chopra: Die natürliche Verdauung.
  (1996)
- Dr. med. Deepak Chopra: Alle Kraft steckt in dir.
  (1996)

Weitere Ayurveda-Titel im Gustav Lübbe Verlag:

- Dr. Karin Pirc: Kursbuch Ayurveda für Mutter und
  Kind. Ganzheitliche Harmonie mit Maharishi Ayur-
  Veda. Grundlagen und praktische Ratschläge für Gesundheit und Erziehung. (1996)
- Dr. med. Deepak Chopra: Die Körperseele. Grundlagen und praktische Übungen der Ayurveda-Medizin.
  (1991)
- Dr. med. Deepak Chopra: Die heilende Kraft. Ayurveda, das altindische Wissen vom Leben, und die modernen Naturwissenschaften. (1990)
- Dr. med. Deepak Chopra: Die Körperzeit. Mit Ayurveda: Jung werden, ein Leben lang. (1994)

Dr. med. Deepak Chopra

DIE NATÜRLICHE VERDAUUNG

Gustav Lübbe Verlag

Aus dem Amerikanischen übersetzt
von Peter A. Schmidt

Für die deutsche Ausgabe:
Copyright © 1996 by Gustav Lübbe Verlag GmbH,
Bergisch Gladbach
Textredaktion: Monika Rohde, Bonn
Schutzumschlagentwurf:
KOMBO, Kommunikationsdesign GmbH, Köln,
unter Verwendung eines Fotos
der Bildagentur Tony Stone/Tony Craddock
Satz: Kremerdruck GmbH, Lindlar
Gesetzt aus der New Caledonia von Linotype-Hell
Druck und Einband: Friedrich Pustet, Regensburg

Printed in Germany
ISBN 3-7857-0838-6

4 3 2

INHALT

DIE NATÜRLICHE VERDAUUNG

Als Arzt stoße ich stets von neuem auf eine tiefe Wahrheit: Der menschliche Organismus ist ein Meisterwerk
der Natur. Er ist jedem einzelnen von uns als Geschenk
anvertraut, das uns lieb und teuer ist und das wir unser
Leben lang bewahren sollen. Allerdings, wenn wir uns an
diesem Geschenk erfreuen wollen, ist ein gewisses Maß
an Verständnis schon erforderlich. Eine auf Wissen ge-
gründete Wahrnehmung für die Bedürfnisse unseres Körpers ist heute wichtiger denn je.

Lassen Sie mich erläutern, wieso dieser Wahrnehmung
heutzutage eine solche Bedeutung zukommt. Die ein-
drucksvollste Errungenschaft der westlichen Zivilisation
dürfte die Tatsache sein, daß niemand mehr hungern
muß. In der Vergangenheit war das beileibe nicht der
Fall, und in vielen Teilen unserer Welt ist der Hunger
auch heute noch nicht besiegt.

Der Mensch hatte während eines langen geschicht-
lichen Zeitraumes keine andere Wahl als alles zu essen,
was er sammeln, jagen oder dem Boden abringen konnte.
Das war zwar mühsam, aber andererseits war das auch
der Grund, weshalb uns die Evolution unser bemerkenswert anpassungsfähiges Verdauungssystem beschert hat,
das mit einem breitgefächerten Nahrungsangebot nicht
etwa nur leidlich zurechtkommt, sondern vielmehr auf
diese Vielfalt angelegt ist.

Aber nun, nach Zehntausenden von Jahren, hat in un-

serer Ernährung ein ziemlich plötzlicher Wandel eingesetzt. Zumindest in der westlichen Welt gibt es kaum
noch Menschen, die darauf angewiesen sind, alles zu verzehren, was sie finden können, sofern es nur eßbar ist.
Das Gegenteil ist der Fall: Wir können alles zu essen bekommen, was wir uns wünschen – und das scheint eine
stets kleiner werdende Auswahl von Nahrungsmitteln zu
sein, die vor allem dadurch gekennzeichnet sind, daß sie
zumeist süß oder fettreich oder ballaststoffarm oder all
das zusammen sind.

Unser Verdauungssystem, das sich unter den Bedingungen einer Nahrungsvielfalt bei gleichzeitiger Nah-
rungsknappheit entwickelt hat, ist jetzt plötzlich damit
konfrontiert, daß es mit einem Nahrungsüberfluß bei
gleichzeitiger Eintönigkeit fertig werden muß.

Anders ausgedrückt: Wir haben heutzutage zwar genug
zu essen, aber von der Vielfältigkeit unseres Nahrungsan-
gebots machen wir keinen Gebrauch. Wir essen zuviel
und das Falsche obendrein und das meist in solcher Eile,
daß unser Körper und seine Zellen in erster Linie ge-
streßt und erst in zweiter Linie ernährt werden.

Die westliche Welt hat das Problem der Nahrungsver-
sorgung als solche gelöst, aber wir haben noch nicht gelernt, uns aus dem reichen Angebot das Bekömmlichste
auszusuchen. Im Hinblick auf das, was wir essen und wie
unser Körper damit fertig wird, haben wir unsere wahren
Bedürfnisse noch lange nicht erkannt.

Dieses Buch möchte Ihnen nun die Funktionsweise
Ihres Organismus erläutern, wobei wir unser Augenmerk
speziell auf den Magen-Darm-Trakt richten. Die Verdauung verdient auf jeden Fall unsere Aufmerksamkeit. In
der traditionellen indischen Gesundheitslehre des *ayurveda* ist man zu der Erkenntnis gekommen, daß für die
überwiegende Zahl der Erkrankungen Unausgeglichen-

heiten des Verdauungssystems verantwortlich sind. Auf den vor uns liegenden Seiten werden wir uns damit beschäftigen, wie der Verdauungstrakt aufgebaut ist, wie er funktioniert und wie wir für seine Gesundung sorgen können, wenn er aus dem Gleichgewicht geraten oder krank geworden ist.

Unsere Betrachtung des Magen-Darm-Traktes – der medizinische Fachbegriff lautet Gastrointestinaltrakt – wird sich vorwiegend auf dessen unteres Ende konzentrieren, also auf den Dünn- und den Dickdarm. Diese Körperregion gehört allerdings wohl kaum zu den Themen, über die man sich zwanglos mit anderen Leuten unterhält.

Dabei ist die Bedeutung des Magen-Darm-Traktes bereits seit der Antike bekannt, denn schon der griechische Philosoph Epikur erklärte, daß eine gesunde Verdauung die Grundlage aller menschlichen Güte sei. Epikur pries die Freuden einer wohlfunktionierenden Verdauung und hat uns das Wort »Epikuräer« als Bezeichnung für einen sinnenfreudigen Menschen beschert. Gleichzeitig war er interessanterweise der Meinung, daß man alles daransetzen müsse, um eine schlechte Verdauung zu verhindern, da diese in hohem Maße der Moral abträglich sei. Epikur selbst verlegte sich schließlich auf eine Ernährung aus Wasser und Getreide, mit der er das Risiko, Magenschmerzen zu bekommen, zu verringern trachtete.

Solange der Magen-Darm-Trakt ordnungsgemäß funktioniert, wandelt er die Nahrung in Energie und Baumaterial um, wovon unser Körper aufgebaut, repariert und am Leben erhalten wird. Dieses aufwendige Geschehen vollzieht sich während der Dauer eines ganzen Menschenlebens ununterbrochen in jeder Minute eines jeden Tages.

In den gut 70 Jahren, die ein Einwohner der westlichen Welt an durchschnittlicher Lebensdauer vor sich hat, bewältigt sein Verdauungssystem eine Masse von knapp 10 000 Kilogramm – das sind 10 Tonnen – an fester Nahrung. Solange man bei guter Gesundheit ist, bewegt sich unsere Nahrung durch den achteinviertel Meter langen Verdauungskanal, der sich zwischen Mund und After erstreckt, ohne das geringste Unbehagen zu verursachen. Aber das trifft heute leider nicht für jedermann zu.

Wir wissen aus Untersuchungen an Amerikanern, daß jeder dritte häufig und ernsthaft mit Beschwerden des unteren Verdauungstraktes zu kämpfen hat, und in Deutschland, Österreich und der Schweiz dürfte es ähnliche Zahlen geben. Die meisten Menschen registrieren praktisch jeden Tag Verdauungsbeschwerden irgendeiner Art.

Untersuchungen in Amerika haben gezeigt, daß dort mindestens 20 Millionen Menschen an einem genau beschriebenen Spektrum von Symptomen leiden, das in den USA unter der Bezeichnung »irritable bowel syndrome«, bekannt ist und dem entspricht, was man im deutschsprachigen Raum häufig als »nervöses Darmsyndrom«, »Reizdarm« oder »nervöse Verdauung« bezeichnet.

Dieses Syndrom wurde im Laufe der Jahre mit vielerlei anderen Namen bedacht: Spastischer Dickdarm, nervöser Magen, Darmkatarrh und vieles mehr. Medizinisch spricht man gemeinhin von »chronischer Kolitis«, aber diese Bezeichnung ist im Grunde unzutreffend, da eine Kolitis entzündliche Vorgänge im Darmbereich voraussetzt, die bei diesem Syndrom jedoch fehlen.

Da es für diese Art Beschwerden so viele Bezeichnungen gibt, liegt die Vermutung nahe, daß es sich hier gar nicht um eine Krankheit im eigentlichen Sinn handelt, sondern um ein Sammelsurium von allerlei Beschwerden und Symptomen, wie sie in der modernen Diagnostik alltäglich geworden sind. Die Sprechzimmer der Magen-Darm-Fachärzte werden gerade wegen solcher Beschwerden besonders häufig aufgesucht.

Wir werden uns in diesem Buch vor allem mit Verstopfung, Durchfall und der Bildung von Darmgasen befassen. Das ist zwar alles kaum lebensbedrohend, aber gerade diese Verdauungsprobleme sind oft sehr lästig, können viel Unbehagen und Kummer verursachen und damit auch das Seelenleben beeinträchtigen.

Außerdem werden wir uns auch kurz mit einigen schwereren Störungen des Magen-Darm-Traktes befassen. Erkrankungen wie Darmgeschwüre, Crohn-Krankheit und Divertikelbildung sind zwar nicht unser eigentliches Thema, aber die Früherkennung der entsprechenden Symptomatik kann für die Wirksamkeit einer Behandlung von ausschlaggebender Bedeutung sein.

Wenn Sie sich bei den Beschwerden, mit denen sich dieses Buch beschäftigen wird, in Ihrem Einzelfall ayurvedisch beraten lassen wollen, möchte ich Ihnen empfehlen, sich einem Arzt mit einer Ausbildung in Ayurveda anzuvertrauen. Oft können erst nach einer persönlichen Untersuchung spezifische Ratschläge gegeben werden.

1 VERDAUUNG UND QUANTEN-MECHANIK

Jede ganzheitliche Betrachtung einzelner Teilbereiche des menschlichen Organismus – sei es die Verdauung und die Ausscheidung wie in unserem Fall, oder die Art und Weise, wie wir optische und akustische Reize verarbeiten – muß davon ausgehen, daß unser Körper ein in sich geschlossenes, vernetztes System darstellt, in dem sämtliche Teilbereiche auf ein Zusammenspiel hin angelegt sind.

Schon für sich allein betrachtet ist der Magen-Darm-Trakt ein faszinierender und unglaublich komplexer Apparat, aber dennoch ist auch er nur eine der vielen Komponenten der oftmals verwirrenden und komplexen Funktionseinheit, die unser körperliches Selbst ausmacht.

Aus diesem Grund möchte ich Ihnen zuerst eine neue Betrachtungsweise des Körpers in seiner Gesamtheit näherbringen –, man kann sie vielleicht sogar als eine neue Vision bezeichnen. Wenn Sie sich selbst aus diesem neuen Blickwinkel betrachten, wird sich zwar Ihr Selbstbild nicht unbedingt ändern, aber Sie haben eine tragfähige Grundlage gewonnen für ein Programm, mit dem Sie sich eine wirklich vollkommene Gesundheit schaffen können – einen gesunden Magen-Darm-Trakt im besonderen und einen kerngesunden Körper im allgemeinen.

Diese neue Perspektive ist aus dem Ayurveda abgeleitet und daher streng genommen überhaupt nicht neu, denn der Ayurveda ist das älteste System von medizinischem Wissen, das die Menschheit kennt. Dieses uralte Verständnis des menschlichen Körpers, das über Jahrtausende hinweg immer wieder überprüft wurde und sich stets aufs neue bewährt hat, fügt sich bemerkenswert nahtlos in unsere moderne Vorstellungswelt von den Zusammenhängen der Natur ein. In der ihm eigenen Ausdrucksweise nimmt der Ayurveda einige der aktuellsten Erkenntnisse der modernen Molekularbiologie und der Quantenphysik vorweg.

Das erste Prinzip dieser neuen/alten Betrachtungsweise lautet, daß der menschliche Körper keine feste, separate, statische, bruchstückhafte, »eingefrorene« Erscheinung ist, die auf sich allein gestellt und abgetrennt von der übrigen Welt existiert. Der Ayurveda betrachtet den menschlichen Körper als einen Teil der allumfassenden Natur.

Aus dieser Sicht stellt sich der menschliche Körper als ein dynamisches Energiefeld dar, das in einem dauernden und fortwährenden Austausch mit dem ihn umgebenden, großen Energiefeld des restlichen Universums steht. Das Bemerkenswerteste daran ist, daß Ihr Körper dabei in jedem Augenblick Ihres Lebens durch den fortwährenden Austausch in einen Erneuerungsprozeß eingebunden ist.

Wenn es möglich wäre, den Körper so zu sehen, wie er auf seiner grundlegendsten Ebene wirklich ist, dann würde man feststellen, daß 98 Prozent der Atome, aus denen er derzeit besteht, vor Jahresfrist im Körper noch nicht vorhanden waren.

Die wissenschaftliche Forschung konnte beispielsweise zeigen, daß die Knochen – die doch etwas so Festes zu sein scheinen und die das Gerüst des ganzen menschlichen Körpers bilden – alle drei Monate von Grund auf neu gebildet werden. Das ist so zu verstehen, daß die Gestalt und die Zuordnung der Knochenzellen zueinander zwar unverändert bleiben, die Milliarden von Atomen jedoch, aus denen sich die Knochen zusammensetzen, treten in einem konstanten Wandlungsprozeß ungehindert durch die Zellwände ein und wieder aus und werden andauernd durch andere Atome ersetzt.

Im Ergebnis bedeutet das, daß Sie alle drei Monate mit einem neuen Knochenskelett ausgerüstet sind.

Dieser Prozeß ist überall in Ihrem Körper am Werk. In der Leber verläuft der Austauschprozeß relativ langsam, aber der Zustrom der Atome erreicht auch diese Zellen und erschafft alle sechs Wochen eine neue Leber. Die Haut erneuert sich jeden Monat. Selbst in der Gehirnsubstanz, wo abgestorbene Zellen nicht erneuert werden, sind die jeweiligen Kohlenstoff-, Wasserstoff-, Stickstoff- und Sauerstoffatome nach einem Jahr nicht mehr die selben wie im Jahr zuvor.

Im Verdauungstrakt legen Sie sich alle vier Tage eine neue Magenschleimhaut zu, und die Zellen der Oberflächenschicht, die beim Verdauungsvorgang in unmittelbaren Kontakt mit der aufgenommenen Nahrung treten, werden alle fünf Minuten erneuert. In einem Zeitraum von vier bis fünf Jahren erschafft sich Ihr Körper im Prinzip bis zum letzten Atom von Grund auf neu. Es ist, als würden Sie in einem Haus aus Backsteinen wohnen, dessen Ziegel unentwegt ausgetauscht werden. Das Gebäude sieht am nächsten Tag zwar noch genau so aus wie am Vortag, aber trotzdem ist es ein anderes.

Auch beim menschlichen Körper kann man von einem Tag auf den anderen kaum eine Veränderung seines Aussehens wahrnehmen, trotzdem befindet er sich in einem unablässigen Prozeß des Wandels und des Austauschs mit dem Universum, das ihn umgibt. Auch die fundamentalen Funktionen des Stoffwechsels, der Verdauung und der Ausscheidung sind in diesen Prozeß eingebunden.

Dieses ständige Erneuern und Neuschöpfen vollzieht sich auf eine sorgfältig gesteuerte Weise. Anders ist es auch gar nicht denkbar, denn der Körper muß in seiner gegebenen und klar definierten Form erneuert werden, und nicht als ein willkürliches Konglomerat von einzelnen Körperteilen. Aber woher kommt diese sorgfältige Steuerung? Diese Steuerung fußt, kurz gesagt, auf dem, was man Intelligenz nennt.

DIE INTELLIGENZ UNSERES KÖRPERS

Damit sind wir beim ersten und vielleicht wichtigsten ayurvedischen Prinzip angelangt. Unser Organismus ist eine intelligente Struktur, und die vielfältigen physiologischen Funktionszusammenhänge, die den Austausch der Zellen, der Moleküle und selbst der Atome steuern, richten sich nach der inneren, im Organismus verkörperten Intelligenz.

Die Quantenphysik hat uns in jüngster Zeit die gleichen grundlegenden Einsichten in die eigentliche Natur der menschlichen Funktionszusammenhänge eröffnet. Unser Körper besteht aus Atomen. Aber was sind Atome? Man denkt dabei sofort an winzige Teilchen, die blitzschnell durch riesige leere Räume wirbeln, zusammenstoßen, gespaltet werden, hin und her prallen – aber Atome sind keine Teilchen oder Teilstücke in dem Sinne, wie ein Gesteinsbrocken ein Teil eines Felsen ist oder ein Ast ein Teil eines Baumes. Sie sind vielmehr auf winzigem Raum konzentrierte Energieverdichtungen innerhalb des unbegrenzten Energiefeldes, das in der modernen Physik als »einheitliches Feld« bezeichnet wird.

Alle Kräfte der Natur treten aus diesem einheitlichen Feld hervor, und der Prozeß des Hervortretens läßt das gesamte materielle Universum entstehen – einschließlich des Körpers, den Sie, lieber Leser, Ihr eigen nennen. Ihr Körper ist letztlich ebensowenig von fester Materie erfüllt wie die endlose Leere des Weltraums. Es klingt vielleicht sehr überraschend, daß eine offensichtlich so kompakte Masse von lebender und atmender Materie wie unser Körper in Wirklichkeit hauptsächlich aus leerem Raum besteht. Wir erliegen hier einer Sinnestäuschung und nehmen lediglich einen Widerschein der viel tiefer liegenden Intelligenz wahr, die dem gesamten Universum Gestalt verleiht.

Das mag überraschend klingen – aber die Wahrheiten der Natur richten sich vielfach nicht nach dem, was wir erwarten.

Diese Betrachtungsweise des menschlichen Organismus, bei der Sinnhaftigkeit und Intelligenz als das Garn verstanden werden, aus dem die Strukturen des Organismus gewebt sind, ist der Hintergrund für die Vorstellung vom »quatenmechanischen Körper«. Mit dieser Wortschöpfung wird auch noch ein weiterer grundsätzlicher Tatbestand gewürdigt: Die innere Intelligenz des menschlichen Körpers ist die höchste und letzte Instanz unserer Vernunft, in der sich die Intelligenz des gesamten Universums wie in einem Brennglas konzentriert.

Diese hochfliegenden Betrachtungen scheinen mit dem eigentlichen Thema dieses Buches wenig zu tun zu haben. Zur Überbrückung möchte ich zunächst versuchen, jene Mechanismen des Körpers ding- und ortsfest zu machen, die für den Genesungsprozeß verantwortlich sind – oder, wie ich lieber sage, für die Wieder-Herstellung der Gesundheit.

Es gibt eigentlich kein spezielles Organ, das dafür zuständig ist. Jedes Organ und jeder Körperteil kann selbst feststellen, ob eine Beschädigung eingetreten ist und hat auch selbst die Fähigkeit, die Heilung einzuleiten. Das allein ist schon ein kleines Wunder, für das es bis jetzt noch keine plausible Erklärung gibt.

Schon bei einer Bagatellverletzung müssen zur Heilung Tausende von Prozessen ablaufen. Jeder einzelne davon ist unglaublich komplex und bisher auch nur unvollständig erforscht. Über die Blutgerinnung, um nur ein Beispiel zu nennen, sind Unmengen von Arbeiten veröffentlicht worden, und trotzdem ist selbst bei einem einzigen winzigen Schnitt in den Finger keine medizinische Kunst in der Lage, den natürlichen Heilungsprozeß zu ersetzen.

Nach ayurvedischem Verständnis ist die Selbstheilungskraft des Körpers jene Eigenschaft, die ihn am meisten und vor allem auszeichnet. Der Ayurveda betrachtet die Genesung als einen Prozeß, bei dem der Körper zu seiner natürlichen Funktionsweise zurückgeführt wird. Zu dieser Rückführung kommt es durch das Anfachen und die Belebung der Intelligenz, die in jeder einzelnen Körperzelle ihren Sitz hat.

Der altgriechische Gelehrte Hippokrates erklärte vor fast zweieinhalbtausend Jahren, daß die Heilung nur von der Natur selbst zustande gebracht werden kann, und damit brachte er eine Wahrheit zum Ausdruck, die trotz all unseres technischen Fortschritts ihre Gültigkeit bis heute nicht verloren hat.

Betrachten wir zum Beispiel einmal die Behandlung eines gebrochenen Arms. Ein geschickter Arzt wird den Arm so schienen, daß die Bruchstücke des Knochens in eine Lage gebracht werden, die den natürlichen Heilungsprozeß möglichst wenig stört. Ein kluger Arzt wird außerdem Bedingungen schaffen, die die Gesundung unterstützen. Aber jeder Arzt wird sich stets darüber im klaren sein, daß die eigentliche Heilung durch etwas vollbracht wird, das sich seinem Einfluß entzieht.

DIE ROLLE UNSERER VERDAUUNG

Die Verdauung spielt beim natürlichen Genesungsprozeß eine entscheidende Rolle. Die laufende Erneuerung sämtlicher Bestandteile unseres Organismus ist von einem reibungslos funktionierenden Verdauungsprozeß abhängig. Der Verdauungsprozeß wiederum wird im Ayurveda verstanden als das Mittel, mit dem der Körper die Intelligenz der Materie, das heißt ihre Eigenschaft, Sinn und Form zu stiften, aus der Nahrung herauslöst und weiterverarbeitet, damit sie das Wirken der dem Organismus innewohnenden Intelligenz unterstützen kann.

Dem Verdauungsprozeß kommt daher bei der Aufrechterhaltung der Selbstheilungskraft und des inneren Gleichgewichts der Körperfunktionen eine Schlüsselrolle zu. Die Verdauung sorgt dafür, daß aus der Umwelt des menschlichen Organismus Intelligenz in Form von Nährstoffen entnommen, aufgespalten und dann dergestalt wieder neu zusammengesetzt wird, daß daraus jede Zelle, jedes Organ, jedes Gewebe unseres Körpers neu geschaffen wird.

Lassen Sie mich dazu noch ein paar Worte sagen. Manchen mag es befremden, wenn bei der Erörterung der Verdauung von Intelligenz die Rede ist. Schließlich sitzt für den westlichen Menschen die Intelligenz im Gehirn und nicht im Magen oder in den Eingeweiden. Der Ayurveda hat jedoch erkannt, daß Intelligenz in jedem Organ und jeder Zelle des Körpers angesiedelt ist.

Für alle unsere Körperfunktionen gibt es einen vorge-

gebenen Einstellwert, bei dem sie besonders ausgeglichen arbeiten. Diese Grundeinstellung wird besorgt
durch die naturgegebene Intelligenz, von der wir gesprochen haben. Das ist wirklich ein bemerkenswerter Tatbestand. Ein paar Beispiele: Die Milliarden von Molekülen
unseres Blutstroms bewegen sich mit unbeirrbarer Treff-
sicherheit genau dorthin, wo sie jeweils gebraucht werden; die Pupillen unserer Augen passen sich den jeweiligen Lichtverhältnissen mit einer Flexibilität und
Genauigkeit an, die das Leistungsvermögen der teuersten
künstlichen Präzisionsoptik bei weitem übertreffen; die
Körpertemperatur wird von unserem inneren Thermostat
in Abhängigkeit von der Außentemperatur, der Tageszeit
und dem Maß der körperlichen Beanspruchung laufend
neu eingepegelt – und gleichzeitig und parallel dazu arbeitet unsere Verdauung so effizient wie das Fließband
einer gut organisierten Fabrik.

Beschwerden und Krankheitssymptome können erst
dann auftreten, wenn dieses ausbalancierte Funktionieren aus irgendeinem Grund durcheinanderkommt und
wenn die vorgegebenen Grundeinstellwerte unseres Organismus verstellt werden. Wenn es dazu kommt, besteht
unsere Aufgabe nicht in erster Linie darin, die Beschwerden und Symptome zu beseitigen und zu unterdrücken.
Vielmehr kommt es darauf an, die Ausgeglichenheit des
ganzen Systems wiederherzustellen – Beschwerden und
Symptome werden dann von ganz allein verschwinden.

Die erste Voraussetzung dafür, daß die Verdauung und
der Stoffwechsel mit ihrer natürlichen Präzision und
Wirksamkeit funktionieren können, besteht in einer ausgeglichenen Lebensführung. Eine ungesunde Ernährung,
unregelmäßiges Zubettgehen, ein Gefühlsleben voller Ne-
gativität, körperlicher und seelischer Streß – all das kann
die naturgemäße Funktionsweise des Körpers aus der

Bahn werfen. Die Verdauung spielt eine zentrale Rolle bei
der Aufrechterhaltung und Erneuerung der Körperintelli-
genz. Das ist vielleicht der Grund, weshalb gerade die Verdauung auf die Anforderungen der modernen Lebensweise so empfindlich reagiert. Hierin dürfte die Ursache
liegen, daß sich die Ärzte derzeit vor allem mit Klagen
über »Verdauungsbeschwerden« konfrontiert sehen.

Bei ayurvedischer Betrachtung ist also keine eindeutig de-
finierbare Grenze gegeben, wo unser Körper aufhört –
keine Grenzlinie und keine Abgrenzug. Die Erforschung
des Verdauungssystems kann nicht abgetrennt werden
vom Studium des Nerven- und des Kreislaufsystems, so
wie auch der menschliche Organismus nicht getrennt von
seiner Umwelt betrachtet werden darf.
   Unser Körper ist ein Teil des alles umfassenden einheitlichen Feldes. Unser Wesen und unsere Existenz er-
strecken sich bis in die Tiefen des Kosmos, weit über die
Enge unseres hautumschlossenen Ichs hinaus. Meine Gedanken, Vorstellungen, Gefühle, Wünsche und Energien
sind zu keinem geringeren Grad »Ich« als meine Fin-
gernägel, meine Schönheitsfehler und mein Verdauungstrakt.
   Wieso also sollte für uns das Körperliche immer im
Vordergrund stehen? Wieso sollte uns der Körper und all
seine Wehwehchen näher stehen als unser Bewußtsein
mit seinen grenzenlosen Möglichkeiten, das sich mit einem »Augen-Blick« zu den Sternen aufschwingen kann?
Sind wir nicht selbst die Sterne? *Wir* sind die Flüsse, die
Stürme und die Meeresfluten. *Wir* sind die Galaxien,
denn all dies wird für uns allein durch die Tätigkeit unseres Bewußtseins zur Wirklichkeit.
   Um die Möglichkeiten unseres Bewußtseins auszu-
schöpfen, sind wir allerdings auf unseren Körper ange-

wiesen. Sehen, hören, fühlen, riechen, verdauen – ohne das geht es nicht, wenn wir das Universum, in dem wir leben, wahrnehmen und begreifen wollen. Aus diesem Grund will dieses Buch erreichen, daß Ausgleich und Gleichgewicht nicht nur in jeder einzelnen Zelle unseres Verdauungstraktes einkehren, sondern in unseren quantenmechanischen Körper überhaupt.

Jetzt sind wir so weit, daß Sie die ersten praktischen Schritte unternehmen können, um dieses Vorhaben in die Tat umzusetzen.

IHR VERDAUUNGSPROTOKOLL

Als erstes sollten Sie sämtliche Symptome und Regungen Ihrer Verdauung, die Sie im Laufe des Tages registrieren, in ein Protokoll eintragen und sich dazu notieren, wie Sie sich gefühlt haben, bevor und während das Symptom aufgetreten ist. So kommen Sie dem Grundmuster Ihrer Symptome auf die Spur, und Sie können darüber hinaus auch noch feststellen, ob und in welchem Maß Beziehungen zwischen Ermüdung, Streß oder emotionalen Belastungen und diesen Symptomen bestehen.

Am Ende dieses Kapitels ist eine Protokolliste angefügt, in die Sie die entsprechenden Eintragungen machen können. Sie sollten sich von dieser Vorlage Kopien machen, die Sie immer bei sich führen, damit Sie jede mißliche Regung Ihres Magen-Darm-Traktes sofort notieren können.

Sie dürften sehr schnell herausfinden, daß sich das, was Ihre Beschwerden auslöst, schon ein paar Tage lang oder sogar während einer ganzen Woche angestaut hat. Nur sehr selten ist es ein plötzliches Geschehen von ein paar Stunden oder auch Minuten. Ereignisse, die vor Tagen stattgefunden haben, können die Beschwerden verursachen, mit denen Sie sich in diesem Augenblick herumschlagen. Manche Speisen oder Getränke mögen innerhalb von ein paar Stunden zu Durchfällen oder Krämpfen führen, aber Gefühlsbelastungen wie Streß und Ärger sind Auslöser mit Langzeitwirkung.

Sie werden vielleicht feststellen, daß sich Ihre Beschwerden nach ein paar streßreichen Tagen oder nach einigen schlaflosen Nächten »plötzlich« verschlimmern. Aber wenn Sie die Sache anhand Ihres Protokolls ergründen, werden Sie sehen, daß auch hier das durchgängige Grundmuster klar zu erkennen ist.

Der wichtigste Zweck dieser Aufzeichnungen liegt allerdings darin, daß Sie hier Ihre Fortschritte ablesen können, sobald Sie erst einmal angefangen haben, die Empfehlungen aus diesem Buch in die Tat umzusetzen. Sie sollten deshalb nicht nur sämtliche Verdauungsbeschwerden eintragen, sondern auch jeden Stuhlgang. Vermerken Sie dabei, ob und inwieweit er vom Normalen abgewichen ist oder nicht. Gleichzeitig mit dem Protokollieren der Verbesserungen, die sich im Lauf der Zeit einstellen, können Sie so dokumentieren, wie Sie Schritt für Schritt der perfekten Gesundheit entgegenstreben.

Hinweise zum Verdauungsprotokoll

Die folgende Liste soll Ihnen das Verständnis der Art und Ursachen Ihrer Verdauungs- und Darmbeschwerden verstehen helfen. Dieses Verständnis ist ein wichtiger erster Schritt auf dem Weg der Veränderungen, mit denen Sie das Problem in den Griff bekommen werden.

Wenn Sie zum Beispiel feststellen, daß Sie nach einem üppigen Abendessen regelmäßig bestimmte Beschwerden bekommen, werden Sie vermutlich zu leichteren

Abendmahlzeiten übergehen. Allein schon die Tatsache, daß man sich die eigenen Beschwerden bewußt macht, kann eine starke therapeutische Wirkung haben.

Führen Sie dieses Verdauungsprotokoll mindestens zwei Wochen lang. Es empfiehlt sich allerdings, die Liste zu fotokopieren und das Protokoll über einen längeren Zeitraum zu führen. Die Einsicht in die besondere Natur Ihrer Magen- und Darmbeschwerden, die Ihnen dieses Protokoll vermittelt, wird es Ihnen ermöglichen, die Informationen dieses Buches besser umzusetzen.

Das Protokoll sollte jedoch nicht als ein Mittel zur Selbstdiagnose oder als Ersatz für die Untersuchung durch einen Arzt betrachtet werden. Bei hartnäckigen Beschwerden sollten Sie unbedingt zum Arzt gehen. Besonders bei blutigem Stuhl und plötzlichem Gewichtsverlust müssen Sie unverzüglich einen Arzt aufsuchen.

Hier ein paar erklärende Worte zu den einzelnen Spalten des Protokolls auf den nachfolgenden Seiten:

Art der Beschwerden
Hatten Sie Durchfall, Verstopfung, Krämpfe, Blähungen oder sonstige Magen-Darm-Beschwerden?

Wie stark?
Geben Sie der Stärke der Beeinträchtigung eine Note zwischen 1 und 10. Wenn Sie immer nur die gleichen Beschwerden oder das gleiche Symptom haben: Wird es allmählich besser oder schlechter? Woher könnte die Veränderung kommen?

Wie lange?
Sind die Beschwerden ganz plötzlich gekommen und genau so schnell wieder verschwunden, oder hielten sie längere Zeit an? Wenn ja: wie lange?

Letzte Mahlzeit

Was haben Sie zuletzt gegessen oder getrunken, bevor die Beschwerden auftraten? Wie lange ist es her?

Streß

In welcher Gemütsverfassung haben Sie sich befunden, als die Beschwerden auftraten? Falls Sie unter Streß standen – zum Beispiel im Beruf –, aus welchem Grund? (In den folgenden Tagen sollten Sie Ihre Eintragungen dahingehend überprüfen, ob sich vielleicht ein wiederkehrendes Muster von Ursachen abzeichnet, die Sie möglicherweise abstellen können.)

Bemerkungen

Notieren Sie am Ende der Woche, ob und welche wiederkehrenden Beobachtungen Sie an sich selbst gemacht haben. Welche Faktoren scheinen auf Ihre Verdauung durchzuschlagen? Berücksichtigen Sie dabei auch solche Faktoren, die vielleicht schon vor den eigentlichen Beschwerden wirksam gewesen sind – bei Streß folgt die Wirkung nicht unbedingt gleich auf den Fuß.

Überlegen Sie sich, ob Sie nicht zum Wohle Ihrer Verdauung bestimmte Verhaltensweisen ändern oder abstellen können, und notieren Sie gegebenenfalls im Protokoll der darauffolgenden Woche, wie Ihnen diese Änderung bekommen ist.

VERDAUUNGS-PROTOKOLL

1. WOCHE

	Zeit	Art der Beschwerde	Wie stark (1–10)	Wie lange	Letzte Mahlzeit	Streß
Mo						
Di						
Mi						
Do						
Fr						
Sa						
So						

Bemerkungen

VERDAUUNGS-PROTOKOLL					2. WOCHE		
	Zeit	Art der Beschwerde	Wie stark (1–10)	Wie lange	Letzte Mahlzeit	Streß	
Mo							
Di							
Mi							
Do							
Fr							
Sa							
So							
Bemerkungen							

VERDAUUNGS-PROTOKOLL — 3. WOCHE

	Zeit	Art der Beschwerde	Wie stark (1–10)	Wie lange	Letzte Mahlzeit	Streß
Mo						
Di						
Mi						
Do						
Fr						
Sa						
So						
Bemerkungen						

VERDAUUNGS-PROTOKOLL   4. WOCHE

	Zeit	Art der Beschwerde	Wie stark (1–10)	Wie lange	Letzte Mahlzeit	Streß
Mo						
Di						
Mi						
Do						
Fr						
Sa						
So						

Bemerkungen

2 VERDAUUNG UND DIE AYURVEDISCHEN DOSHAS

Im ersten Kapitel haben wir gesehen, daß der Ayurveda für das Verständnis des menschlichen Organismus und seiner Funktionsweisen ein einzigartiges Fundament bietet, bei dem Intelligenz und Sinnhaftigkeit als Basis sämtlicher physiologischen Vorgänge verstanden werden. Die Vorstellung von einer strengen Trennung von Körper und Geist wird im Ayurveda überwunden.

Die Weisheit des ayurvedischen Ansatzes liegt auf der Hand, denn jeder geistige und emotionale Vorgang löst in unserem Körper einen entsprechenden materiellen und körperlichen Vorgang aus. Der Ayurveda hat sogar einen eigenen Begriffsapparat, um diese Vernetzungen von Körper und Geist zu benennen, und um die quantenmechanischen Prinzipien zu beschreiben, die die Umsetzung der Gefühls- und Bewußtseinsvorgänge in körperliche Vorgänge steuern.

Im Ayurveda werden diese quantenmechanischen Prinzipien durch drei Hauptregulatoren repräsentiert, die *doshas* genannt werden. Hierbei handelt es sich um letzte Prinzipien des Materie- und Energieaustauschs. Diese drei Prinzipien heißen *vata, pitta* und *kapha.* Jedes dieser Doshas hat in unserem Körper einen eigenen Funktionsbereich. Vata regelt die Bewegungsvorgänge, Pitta ist für Stoffwechsel und Verdauung verantwortlich, und Kapha bestimmt Gestalt, Struktur und Zusammenhalt des Körpers.

Keine Zelle unseres Körpers ist lebensfähig, wenn sie nicht diese drei Prinzipien enthält. Wir brauchen Vata – oder Bewegung – für die Mobilität des Körpers, für die Atmung, den Blutkreislauf, für die Beförderung der Nahrung durch den Verdauungstrakt und für die Übermittlung der Nervenimpulse zum und vom Gehirn.

Wir brauchen Pitta – oder Stoffwechsel –, um Nahrung, Luft und Wasser mit unseren dafür vorgesehenen Organen aufnehmen und verwerten zu können.

Wir brauchen Kapha – oder Struktur –, damit unsere Zellen nicht auseinanderfallen, und damit Muskeln, Fett, Knochen und Sehnen gebildet werden können.

Im Ayurveda wird der Verdauungsvorgang symbolisch in den Begriffen von Hitze und Feuer dargestellt. Wenn wir sagen, daß Pitta in erster Linie für den Stoffwechsel verantwortlich ist, dann beziehen wir uns dabei auf die dem Pitta eigene Macht über das *agni*, das Verdauungsfeuer, und über die anderen Stoffwechselvorgänge, die ablaufen müssen, damit die Nährstoffe im Magen-Darm-Trakt vom Körper aufgenommen und resorbiert werden.

Der Transport der Nahrung durch den Verdauungstrakt obliegt dem Bewegungsdosha Vata, während die Produktion der Verdauungssäfte durch Kapha gesteuert wird. Eine wohlfunktionierende Verdauung und Ausscheidung hängt daher ganz entscheidend davon ab, ob alle drei Doshas gut ausbalanciert sind.

Unsere körperlich-geistige Persönlichkeit ist dadurch gekennzeichnet, wie groß der jeweilige Anteil der einzelnen Doshas an unserer naturgegebenen Persönlichkeitsstruktur ist.

Wenn man jemanden als einen Vata-Typ bezeichnet, dann will man damit sagen, daß die charakteristischen Merkmale von Vata bei diesem Menschen deutlich hervortreten. Ganz ähnlich bedeutet die Bezeichnung als

Pitta- oder Kapha-Typ, daß bei dem Betreffenden das Pitta- beziehungsweise das Kapha-Dosha dominiert.

Grundsätzlich trägt jeder Mensch alle drei Doshas in sich, aber das Mischungsverhältnis, in dem sie auftreten, ist bei jedem einzelnen von uns absolut einmalig.

Aus diesem ganz speziellen Mischungsverhältnis der Doshas ergibt sich der sogenannte Konstitutionstyp eines Menschen. Eine große Hilfe ist es, wenn man seinen speziellen Konstitutionstyp kennt, denn das erleichtert das Verständnis der eigenen Persönlichkeit und läßt uns gegebenenfalls begreifen, warum gerade wir mit Verdauungsbeschwerden zu kämpfen haben. Im Folgenden ist ein Fragebogen zur Ermittlung des Konstitutionstyps abgedruckt, mit dem Sie feststellen können, welches oder welche der drei Doshas bei Ihnen dominieren. Bevor Sie weiterlesen, sollten Sie sich die Zeit nehmen, diesen Fragebogen auszufüllen und auszuwerten.

WIE SIE IHREN KONSTITUTIONSTYP BESTIMMEN KÖNNEN – FRAGEBOGEN

Der Fragebogen ist in drei Abschnitte gegliedert. Lesen Sie zunächst die ersten 20 Fragen zum Vata-Dosha, und kreuzen Sie bei jeder Frage je nach dem Grad Ihrer Zustimmung einen der Werte zwischen 0 und 6 an:

0 = trifft bei mir nicht zu
3 = trifft bei mir manchmal zu
6 = trifft so gut wie immer zu

Notieren Sie am Ende des ersten Abschnitts ihr Vata-Ergebnis. Haben Sie zum Beispiel bei der ersten Frage die 6 angekreuzt, bei der zweiten die 3 und bei der dritten die 2, dann ist Ihr Vata-Wert bis zu dieser Stelle 6+3+2 = 11. Wenn Sie die Ergebnisse von allen 20 Fragen des Abschnitts »Vata« auf diese Weise zusammenzählen, erhalten Sie Ihre Vata-Punktezahl. Fahren Sie anschließend auf dieselbe Weise mit den Fragen zu Pitta und Kapha fort.

Am Ende haben Sie für jedes einzelne der drei Doshas eine eigene Punktezahl ermittelt. Anschließend an den Fragebogen wird beschrieben, wie Sie durch den Vergleich dieser drei Werte Ihren Konstitutionstyp bestimmen können.

Bei den Fragen nach Ihren körperlichen Merkmalen wird Ihnen eine zutreffende Bewertung wahrscheinlich nicht besonders schwer fallen. Bei den etwas kniffligeren Fragen nach geistigen Merkmalen und nach Verhaltensweisen sollten sie jene Zahl ankreuzen, die Ihrem Befinden oder Verhalten während Ihres bisherigen Lebens oder doch zumindest während der letzten Jahre am ehesten entspricht.

Vata-Typ

	Trifft nicht zu		Trifft gelegentlich zu		Trifft meist zu	
1 Ich mache alles zügig.	0	1	2	3	4	5	6
2 Ich kann mir schlecht etwas merken. Die Dinge entfallen mir oft.	0	1	2	3	4	5	6
3 Ich bin lebhaft und begeisterungsfähig.	0	1	2	3	4	5	6
4 Ich habe einen leichten Körperbau; zunehmen ist für mich schwierig.	0	1	2	3	4	5	6
5 Ich kann Neues schnell aufnehmen.	0	1	2	3	4	5	6

Vata-Typ	Trifft nicht zu		Trifft gelegentlich zu			Trifft meist zu	
6 Ich habe einen raschen und leichtfüßigen Gang.	0	1	2	3	4	5	6
7 Ich kann mich schwer entscheiden.	0	1	2	3	4	5	6
8 Ich neige zu Blähungen oder zu Verstopfung.	0	1	2	3	4	5	6
9 Ich bekomme leicht kalte Hände und Füße.	0	1	2	3	4	5	6
10 Ich bin häufig besorgt und ängstlich.	0	1	2	3	4	5	6
11 Ich ertrage kaltes Wetter nicht so gut wie andere Menschen.	0	1	2	3	4	5	6
12 Ich bin sehr geprächig und gelte im Bekanntenkreis als redselig.	0	1	2	3	4	5	6
13 Meine Stimmungen wechseln schnell, und ich bin ziemlich stimmungsabhängig.	0	1	2	3	4	5	6
14 Ich kann oft nur schlecht einschlafen und werde nachts häufig wach.	0	1	2	3	4	5	6
15 Ich neige zu trockener Haut, besonders im Winter.	0	1	2	3	4	5	6
16 Mein Geist ist rege, ich bin stets ideenreich, aber gelegentlich auch rastlos.	0	1	2	3	4	5	6
17 Meine Bewegungen sind rasch und lebhaft. Meine Energie kommt schubweise.	0	1	2	3	4	5	6
18 Ich bin leicht erregbar.	0	1	2	3	4	5	6

Vata-Typ	Trifft nicht zu						Trifft gelegent- lich zu				Trifft meist zu

	Trifft nicht zu					Trifft gelegent- lich zu			Trifft meist zu
19 Ich neige zu unregelmä- ßigen Eß- und Schlafgewohn- heiten.	0	1	2	3	4	5	6
20 Ich lerne schnell und vergesse schnell wieder.	0	1	2	3	4	5	6

Vata-Punktezahl:

Pitta-Typ	Trifft nicht zu					Trifft gelegent- lich zu			Trifft meist zu
1 Ich halte mich für sehr tüchtig.	0	1	2	3	4	5	6
2 Ich bin extrem genau und ordentlich.	0	1	2	3	4	5	6
3 Ich habe einen starken Willen und kann mich gut durchsetzen.	0	1	2	3	4	5	6
4 Heißes Wetter ist mir unangenehm, und ich bin dann schneller schlapp als andere Menschen.	0	1	2	3	4	5	6
5 Ich komme schnell ins Schwitzen.	0	1	2	3	4	5	6
6 Ich bin schnell gereizt oder verärgert, auch wenn ich es nicht immer zeige.	0	1	2	3	4	5	6
7 Wenn ich eine Mahlzeit überspringe oder mein Essen verspätet bekomme, fühle ich mich unwohl.	0	1	2	3	4	5	6

Pitta-Typ	Trifft nicht zu		Trifft gelegent- lich zu			Trifft meist zu	
8 Mein Haar weist mindestens eines von diesen Merkmalen auf: frühzeitig grau, Haarausfall, dünn, seidig, glatt, (rot)blond, sandfarben.	0	1	2	3	4	5	6
9 Ich habe einen gesegneten Appetit und kann große Portionen essen.	0	1	2	3	4	5	6
10 Manche Leute halten mich für stur.	0	1	2	3	4	5	6
11 Ich habe eine regelmäßige Verdauung und neige eher zu Durchfall als zu Verstopfung.	0	1	2	3	4	5	6
12 Ich verliere leicht die Geduld.	0	1	2	3	4	5	6
13 Ich habe einen Hang zum Perfektionismus.	0	1	2	3	4	5	6
14 Ich brause schnell auf, aber genau so schnell vergesse ich den Vorfall wieder.	0	1	2	3	4	5	6
15 Ich liebe Speiseeis und eisgekühlte Getränke.	0	1	2	3	4	5	6
16 Mir ist es in Innenräumen eher zu warm als zu kühl.	0	1	2	3	4	5	6
17 Ich vertrage keine scharfen und stark gewürzten Speisen.	0	1	2	3	4	5	6
18 Ich sollte toleranter sein, als ich bin.	0	1	2	3	4	5	6

Pitta-Typ	Trifft nicht zu		Trifft gelegent- lich zu			Trifft meist zu	
19 Ich schätze Heraus- forderungen und verfolge hartnäckig meine Ziele.	0	1	2	3	4	5	6
20 Ich kritisiere an anderen und an mir selbst gern herum.	0	1	2	3	4	5	6

Pitta-Gesamtwert:

Kapha-Typ	Trifft nicht zu		Trifft gelegent- lich zu			Trifft meist zu	
1 Ich habe einen ruhigen und gelassenen Arbeits- und Lebensstil.	0	1	2	3	4	5	6
2 Ich nehme leichter zu und schwerer wieder ab als andere.	0	1	2	3	4	5	6
3 Ich bin von Natur aus ruhig und gelassen und bin schwer aus der Fassung zu bringen.	0	1	2	3	4	5	6
4 Ich kann problemlos eine Mahlzeit überspringen.	0	1	2	3	4	5	6
5 Ich neige zu: Verschleimung, Trägheit, Verstopfung, Asthma, Nebenhöhlen- entzündung.	0	1	2	3	4	5	6
6 Ich brauche mindestens meine acht Stunden Schlaf, sonst fühle ich mich am nächsten Tag nicht wohl.	0	1	2	3	4	5	6
7 Ich habe einen tiefen Schlaf.	0	1	2	3	4	5	6

Kapha-Typ	Trifft nicht zu		Trifft gelegent- lich zu			Trifft meist zu	

8 Ich rege mich selten auf.   0 1 2 3 4 5 6

9 Andere lernen vielleicht   0 1 2 3 4 5 6
schneller, dafür kann ich
mir alles besser merken.

10 Ich neige zu Fülle und   0 1 2 3 4 5 6
Übergewicht.

11 Feuchtkaltes Wetter ist mir   0 1 2 3 4 5 6
zuwider.

12 Mein Haar ist dicht, dunkel   0 1 2 3 4 5 6
und gewellt.

13 Ich habe eine weiche, glatte   0 1 2 3 4 5 6
und eher blasse Haut.

14 Ich habe einen kräftigen   0 1 2 3 4 5 6
Körperbau.

15 Ich bin von Natur aus heiter,   0 1 2 3 4 5 6
umgänglich, herzlich, nicht
nachtragend.

16 Mein Magen arbeitet   0 1 2 3 4 5 6
bedächtig; nach dem Essen
fühle ich mich deshalb
meistens schlapp.

17 Ich habe ein hervorragendes   0 1 2 3 4 5 6
Stehvermögen, große
körperliche Ausdauer und
Kraftreserven.

18 Ich habe im allgemeinen   0 1 2 3 4 5 6
einen gemächlichen und
gemessenen Schritt.

19 Ich habe einen Hang zu Lang-   0 1 2 3 4 5 6
schläferei; morgens komme
ich nur schlecht in Gang.

Kapha-Typ	Trifft nicht zu	Trifft gelegent- lich zu	Trifft meist zu
20 Ich esse mit Bedacht und gehe überhaupt methodisch und ohne Hast zur Sache.	0 1 2	3 4	5 6

Kapha-Gesamtwert:

Gesamtwerte: Vata _____ *Pitta* _____ *Kapha* _____

Auswertung

Nachdem Sie die jeweilige Punktezahl Ihrer drei Doshas ermittelt haben, können Sie jetzt Ihren persönlichen Konstitutionstyp bestimmen. Es gibt zwar nur drei Doshas, aber in der ayurvedischen Lehre gibt es zehn verschiedene Konstitutionstypen, die sich je nach den Punktezahlen aus den einzelnen Doshas zusammensetzen.

EINFACHE DOSHA-DOMINANZ

Eine einfache Dosha-Dominanz ergibt sich, wenn bei einem Ihrer Doshas die Punktezahl deutlich höher liegt als bei den anderen Doshas.

Konstitutionstypen mit einfacher Dosha-Dominanz sind:

Vata
Pitta
Kapha

Wenn bei einem Ihrer Doshas die Punktzahl doppelt so hoch liegt wie bei den anderen (zum Beispiel Vata – 90, Pitta – 45, Kapha – 35), sind Sie ganz eindeutig ein Typ mit einfacher Dosha-Dominanz. Auch bei etwas kleineren Punktunterschieden gehören Sie noch in diese Kategorie. Beim Ein-Dosha-Typ dominieren die Eigenschaften des stärksten Doshas – sei es nun Vata, Pitta oder Kapha. Das Dosha mit der zweithöchsten Punktzahl macht sich in den natürlichen Anlagen ebenfalls noch bemerkbar, aber es wird weitaus weniger deutlich hervortreten.

DOPPELTE-DOSHA-DOMINANZ

Wenn bei Ihnen kein einzelnes Dosha eindeutig dominiert, gehören Sie zum Konstitutionstyp mit doppelter Dosha-Dominanz. Diese Typen sind (das relativ stärkste Dosha steht immer voran):

Vata-Pitta oder Pitta-Vata
Pitta-Kapha oder Kapha-Pitta
Vata-Kapha oder Kapha-Vata

Bei Typen mit doppelter Dosha-Dominanz sind die Merkmale der beiden führenden Doshas besonders stark ausgeprägt. Das Dosha mit der höchsten Punktezahl ist in Ihrem Konstitutionstyp tonangebend, aber auch das andere Dosha wird sich deutlich Geltung verschaffen.

Die meisten Menschen haben einen Konstitutionstyp mit doppelter Dosha-Dominanz. Die Punktzahlen für die einzelnen Doshas könnten dabei folgendermaßen aussehen: Vata – 80, Pitta – 90, Kapha – 20. Falls das Ihr Ergebnis ist, sind Sie als Pitta-Vata-Typ einzustufen.

DREI-DOSHA-TYP

Bei drei nahezu gleichen Punktzahlen für jedes der drei
Doshas zählen Sie zum Drei-Dosha-Typ:

Vata-Pitta-Kapha

Der Drei-Dosha-Typ, also der Vata-Pitta-Kapha-Konstitu-
tionstyp ist von allen Typen der seltenste. Bei diesem Ergebnis sollten Sie Ihre Antworten noch einmal überprüfen, am besten zusammen mit jemandem, der Sie gut
kennt. Gehen Sie noch einmal die Beschreibungen der
einzelnen Doshas auf den folgenden Seiten durch, und
überlegen Sie sich, ob nicht doch eines oder zwei davon in
Ihrer Persönlichkeit stärker ausgeprägt sind.

DER VATA-TYP

Vata ist das Prinzip der Bewegung. Der Vata-Einfluß auf
den Menschen kann mit der Wirkung des Windes in der
Natur verglichen werden. Wie der Wind ist auch Vata immer in Bewegung und von seiner Wesensart her flink,
kalt, trocken, rauh und leicht. Bei Vata-Menschen sind
diese Eigenschaften besonders ausgeprägt.

Merkmale und typische Verhaltensweisen

Hat einen leichten und zarten Körperbau
Macht alles zügig
Appetit und Verdauung sind sehr unregelmäßig
Hat einen leichten Schlaf, schläft selten durch, neigt zu
    Schlaflosigkeit
Ist begeisterungsfähig, temperamentvoll und ideenreich

Ist leicht erregbar, hat stark wechselnde Stimmungen
Hat eine gute Auffassungsgabe, neigt aber zu Vergeßlich-
keit
Ist schnell beunruhigt
Neigt zu Verstopfung
Wird schnell müde und hat den Hang, sich zuviel zuzu-
muten
Die Kräfte von Körper und Geist kommen schubweise
Kann zu jeder Tages- und Nachtzeit plötzlich Hunger
bekommen
Schätzt Trubel und ständigen Wechsel
Geht fast jeden Abend zu einer anderen Zeit ins Bett
Kann Mahlzeiten überspringen, neigt überhaupt dazu,
ein unregelmäßiges Leben zu führen
Verträgt manche Speisen an einem Tag gut, am nächsten
Tag aber überhaupt nicht
Hat spontane Gefühlsausbrüche, die aber nicht lange
vorhalten
Hat einen raschen Gang und ist gut zu Fuß

Die Grundhaltung des Vata-Typs lautet »Heute so, und
morgen so«. Vata-Menschen sind ziemlich unberechenbar
und viel weniger festgelegt als der Pitta- oder Kapha-Typ.
Die bunte Vielfalt ihrer äußeren Erscheinungsformen, ihrer Gestalt, ihrer Stimmungen und ihrer Verhaltensweisen
ist bei ihnen das einzige gleichbleibende Merkmal.

DER PITTA-TYP

Das Pitta-Dosha regelt die Verdauung und den Stoffwechsel. Pitta ist der Aufseher über alle biochemischen
Umwandlungsprozesse, die im Organismus ablaufen, also
den Stoffwechsel. Es steht in enger Beziehung zur kör-

pereigenen Hormon- und Enzymproduktion. Pitta wirkt
im Organismus in ähnlicher Weise wie das Feuer in der
Natur – es verbrennt, wandelt um und zerlegt in Bestandteile. Pitta ist heiß, scharf und ätzend – Eigenschaften,
die auch beim Pitta-Menschentyp hervorstechen.

Merkmale und typische Verhaltensweisen

Hat eine mittlere Statur
Kraft und Stehvermögen sind durchschnittlich gut aus-
geprägt
Hat nagenden Hunger, brennenden Durst und eine
gesegnete Verdauung
Wird unter Druck schnell zornig und reizbar
Hat hellen oder rosa Teint, ist oft sommersprossig
Mag keine Sonne und heißes Wetter
Hat ein unternehmungslustiges Wesen und schätzt
Herausforderungen
Hat einen scharfen Verstand
Spricht klar und deutlich
Kann keine Mahlzeit überspringen und kommt vor
Hunger fast um, wenn das Essen einmal eine halbe
Stunde auf sich warten läßt
Hat blondes, hellbraunes oder rötliches bis rotes Haar
Lebt nach der Uhr und haßt Zeitvergeudung
Wacht gelegentlich verschwitzt und mit glühendem
Kopf mitten in der Nacht auf
Übernimmt gern die Führung, oder fühlt sich zumindest
dazu berufen
Muß gelegentlich feststellen, daß andere ihn als zu
anspruchsvoll, zu spöttisch oder zu kritisch empfin-
den
Hat einen forschen Schritt

Das Leitmotiv des Pitta-Typs ist die Intensität. Flammend rotes Haar und eine rosige Gesichtsfarbe, Ehrgeiz und schonungslose Offenheit, Kühnheit und die Neigung zu Streitsucht und Eifersucht – all dies weist auf eine gehörige Portion Pitta hin. Die kämpferischen und aggressiven Züge von Pitta müßten jedoch nicht notwendig auf vordergründige und derbe Weise hervortreten. Wenn das Pitta im Gleichgewicht ist, sind Pitta-Menschen ausgesprochen warmherzige, liebevolle und zufriedene Zeitgenossen.

DER KAPHA-TYP

Das Kapha-Dosha sorgt im Organismus für Gestalt und Struktur. Nach ayurvedischem Verständnis entspricht Kapha dem Erd- und Wasserprinzip der Natur. Kapha ist typischerweise schwer, stabil, beständig, kalt, fettig, stumpf und weich. Der Kapha-Typ verkörpert alle diese Merkmale.

Merkmale und typische Verhaltensweisen

Stabile und kräftige Statur, hat viel Kraft und Ausdauer
Die Energie fließt beständig, anmutige und gemessene
   Bewegungen
Hat ein ruhiges und ausgeglichenes Wesen, regt sich
   nicht so schnell auf
Seine Haut ist kühl, glatt, hell, fleischig und manchmal
   auch fett
Nimmt Neues langsam auf, hat aber ein hervorragendes
   Gedächtnis
Schläft tief und ausgiebig
Neigt zu Übergewicht

Hat eine träge Verdauung und einen mäßigen Appetit

Ist warmherzig, tolerant und nicht nachtragend

Kann besitzergreifend und selbstzufrieden werden

Läßt sich vor einer Entscheidung alles lange durch den
Kopf gehen

Wird nur langsam wach, liegt danach noch eine Weile im
Bett, braucht morgens als erstes eine Tasse Kaffee

Fühlt sich in den bestehenden Verhältnissen wohl und
setzt sich vermittelnd dafür ein, daß alles beim alten
bleibt

Respektiert die Gefühle der anderen und kann sich in
deren Gefühlswelt hineinversetzen

Sucht Trost im Essen

Hat anmutige Bewegungen und selbst bei Übergewicht
einen geschmeidigen Gang, die Augen sind oft etwas
wäßrig

Kapha-Frauen und -Männer sind vor allem eines: entspannt und gelassen. Aus dem Kapha-Dosha erfließen Stabilität und Beständigkeit sowie körperliche Kraft und Ausdauer, die das solide Erscheinungsbild eines typischen
Kapha-Menschen bestimmen. Im Ayurveda gelten Kaphas
als vom Schicksal begünstigt, da sie im allgemeinen eine
gute Gesundheit haben und der Welt froh und heiter ge-
genübertreten.

DAS ZUSAMMENSPIEL DER DREI DOSHAS
IN UNSEREM KÖRPER

Man sollte wissen, welchem Konstitutionstyp man an-
gehört. Auf diese Weise erhält man Einblick in die eigene
naturgegebene Konstitution und in die Neigungen und
Tendenzen, die im eigenen Körper und in der eigenen

Persönlichkeit wohnen. Ebenso wichtig ist es festzustellen, ob die Doshas in ihrer jeweiligen Zusammenstellung im Körper gut ausbalanciert und im Gleichgewicht sind. Allgemein gilt zwar, daß Vata-Typen eher zu unausgeglichenem Vata neigen, Pittas zu unausgeglichenem Pitta und Kaphas zu unausgeglichenem Kapha, aber das ist nicht notwendigerweise so.

Wenn ein ayurvedischer Arzt einen Menschen betrachtet, kann er erkennen, wie und wo die einzelnen Doshas zum Vorschein kommen. Die Doshas als solche kann man zwar nicht sehen, aber ihr Wirken schlägt sich in sämtlichen äußerlichen Merkmalen des Körpers nieder, wie wir auch anhand des Fragebogens gesehen haben. Trotz ihrer Unsichtbarkeit sind sie greifbar genug, und man kann sie regulieren, reduzieren und ausbalancieren.

Der Bildschirm eines Farbfernsehgerätes zum Beispiel scheint von Menschen, Bäumen, Tieren, Gebäuden usw. bevölkert zu sein. Wenn man sich die Sache jedoch aus nächster Nähe betrachtet, dann zeigt sich auf einmal, daß die farbigen Bilder aus dreierlei verschiedenfarbigen Punkten zusammengesetzt sind. Diese roten, grünen und blauen Farbpunkte formen in unablässiger Bewegung neue Bilder.

Ob man farbige Bilder erkennen kann oder nur tanzende Farbpunkte, hängt einzig und allein davon ab, wie weit der Betrachter vom Bildschirm entfernt ist. Beide Betrachtungsebenen zeigen einen gültigen Eindruck, aber die Ebene der Punkte ist fundamentaler, denn die Punkte sind das Rohmaterial für die Bilder. Wenn das Bild unscharf wird, ist es deshalb die Einstellung der Farbpunkte, die der Techniker korrigieren muß.

Vata, Pitta und Kapha kann man sich dem obigen Beispiel entsprechend als drei verschiedene Farbpunkte vorstellen, aus denen der Körper und all seine Funktionen

zusammengesetzt sind: Wie Ihre Leber, Ihre Nieren und
Ihr Herz arbeiten, wie hoch Ihr Insulinspiegel und der
Spiegel der anderen Hormone liegt, wie Ihre Verdauung
funktioniert – all das wird durch das fortwährend wechselnde Zusammenspiel der drei Doshas bestimmt.

Ein ayurvedischer Arzt versucht deshalb, die Doshas
wieder in ihren natürlichen und ausgeglichenen Zustand
zu überführen, um auf diese Weise die Funktionen des
Körpers ins Gleichgewicht zu bringen. Die Art und
Weise, wie man mit einer Gesundheitsstörung umgeht, ist
immer davon abhängig, wie dieses Problem gesehen oder
verstanden wird. Auch etwas so offensichtlich »Körperliches« wie Verdauungsbeschwerden kann erfolgreich
über die Doshas behandelt werden.

Der ayurvedische Ansatz ist umfassend genug, um mit
sämtlichen Symptomen in allen erdenklichen Kombina-
tionen und bei den unterschiedlichsten Menschen fertig
zu werden. Ein Arzt mit ayurvedischer Ausbildung ist daher in der Lage, die Behandlung ganz auf den einzelnen
Patienten abzustimmen.

In diesem Buch geht es mir jedoch vor allem darum,
einfache und wirksame Ratschläge zu geben, mit denen
ein möglichst großer Personenkreis etwas anfangen kann.

Nun kommt es entscheidend darauf an, daß Sie sich
mit den Eigenheiten Ihres Konstitutionstyps vertraut machen, denn dann können Sie sich aus der Palette der hier
angebotenen Ratschläge diejenigen heraussuchen, die in
Ihrem persönlichen Fall den größten Erfolg versprechen.

3 DER MAGEN-DARM-TRAKT, AYURVEDISCH BETRACHTET

Wie wir gesehen haben, ist der Magen-Darm-Trakt einer der wichtigsten Teilbereiche unseres Organismus, aber trotzdem erfüllt er meistens brav seine Aufgabe, ohne daß wir davon etwas bemerken oder uns darum besonders zu kümmern hätten. Obwohl Verdauungsvorgänge außerordentlich komplex sind, laufen sie praktisch vollkommen automatisch ab.

Was geschieht, wenn der Magen-Darm-Trakt in Unordnung gerät, und welche Faktoren stehen als Unruhestifter ganz oben auf der Liste? Am häufigsten wird über jenes Bündel von Symptomen geklagt, von dem im ersten Kapitel schon die Rede war und das man gemeinhin als »nervöse Verdauung« oder als »Reizdarm« bezeichnet. Dieses Syndrom wird wegen seiner Häufigkeit gelegentlich scherzhaft als »der Schnupfen des Verdauungstraktes« bezeichnet.

Man muß wissen, daß dieses Syndrom von Verdauungsbeschwerden eine enorme Bandbreite von einzelnen Symptomen aufweist. Fangen wir mit den Beschwerden an, die am häufigsten vorkommen:

– Leibschmerzen, die nach dem Stuhlgang wieder nachlassen. Die Schmerzen treten meist im linken Unterbauch auf, der Bereich und die Intensität können jedoch variieren. Manche Betroffene beschreiben die Schmerzen als krampfartig, während andere von einem dumpfen, manchmal auch scharfen oder brennenden Dauerschmerz sprechen.

– Ein geblähter und gespannter Leib. Auch hier stellt sich nach dem Stuhlgang meist eine Linderung ein.
– Lockerer bis flüssiger Stuhl und häufiger Stuhlgang bei gleichzeitigen Bauchschmerzen. Nicht selten findet ein Wechsel zwischen Durchfall und Verstopfung statt.
– Das Gefühl, daß sich beim Stuhlgang der Darm nicht vollständig entleert.

Es gibt noch eine ganze Reihe anderer Beschwerden, die in diesem Zusammenhang genannt werden könnten, aber dies sind die häufigsten. Vielleicht quälen Sie sich mit chronischer Verstopfung ab, haben dabei aber keine Schmerzen. Viele Leute haben mit dem Stuhlgang als solchem große Schwierigkeiten – seine Konsistenz kann hart und klumpig sein, seine Form manchmal dünn und lang wie ein Bleistift. Vielleicht geht es Ihnen auch wie Millionen von anderen Leuten, die unter Blähungen leiden, aber ansonsten keinerlei ernste Beschwerden haben. Häufig ist auch zu beobachten, daß ein Symptom das andere innerhalb von Stunden, Tagen oder Wochen ablöst. Was wir in diesem Kapitel festhalten wollen, ist die wichtige Tatsache, daß sämtliche nervösen Verdauungsbeschwerden miteinander in Beziehung stehen und als Variationen ein und desselben Themas aufgefaßt werden können.

Die meisten Menschen mit nervöser Verdauung haben von den oben genannten Symptomen mindestens zwei. Ein Symptom hat mit nervöser Verdauung allerdings überhaupt nichts zu tun, und das ist Blut im Stuhl. In diesem Fall muß man unbedingt sofort zum Arzt gehen. Überhaupt muß sich jeder, der Beschwerden im Magen-Darm-Trakt hat – oder irgendwo anders im Körper – in fachliche Hände begeben. Ich kann nur immer wieder dringend dazu raten, daß Sie in solchen Fällen Ihren Arzt aufsuchen, damit die Beschwerden sorgfältig untersucht und diagnostiziert werden.

Alle Vorschläge und Anregungen dieses Buches sind als Ergänzung der westlichen Medizin zu verstehen und sollen diese keinesfalls ersetzen oder verdrängen.

DIE ORGANE DES VERDAUUNGSPROZESSES

Das Verständnis der Beschwerden im Verdauungstrakt wird sehr erleichtert, wenn man sich zuvor einen Überblick über die Organe des Magen-Darm-Traktes und ihre Funktionen verschafft hat. Sie können meine Beschreibung der entsprechenden Organe an der untenstehenden Zeichnung verfolgen.

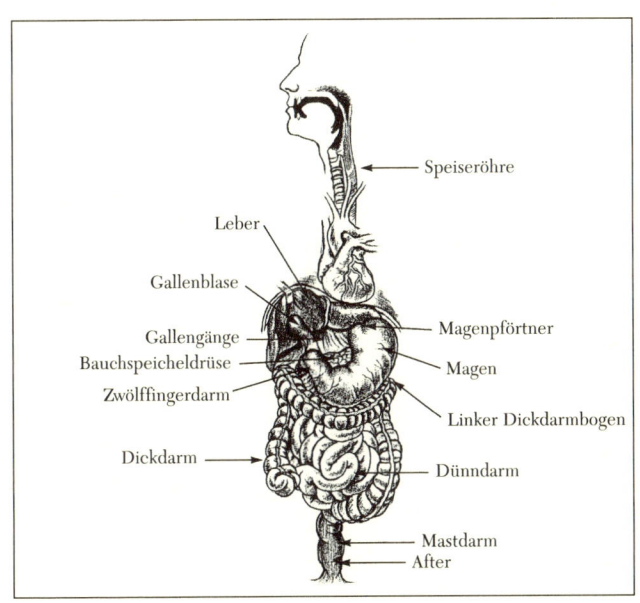

Speiseröhre

Leber

Gallenblase

Gallengänge

Bauchspeicheldrüse

Zwölffingerdarm

Dickdarm

Magenpförtner

Magen

Linker Dickdarmbogen

Dünndarm

Mastdarm
After

Wir wollen mit der Erläuterung des Verdauungsprozesses an der Stelle beginnen, wo er auch tatsächlich einsetzt – im Mund. Beim Kauen der Nahrung sondern die unter der Zunge und in den Wangen eingebetteten Speicheldrüsen Verdauungsenzyme ab. Beim Schlucken sorgt ein komplizierter Koordinationsmechanismus von Nerven und Schluckmuskulatur dafür, daß der Speisebrei in die Speiseröhre eintritt, die die Verbindung zum Magen herstellt, und nicht etwa durch die Luftröhre in die Lunge gelangt.

Normalerweise würde die Schwerkraft genügen, um die Nahrung in den Magen rutschen zu lassen. Trotzdem ist die Speiseröhre mit einer Ringmuskulatur versehen, die feste und sogar flüssige Nahrung selbst dann in Ihren Magen transportiert, wenn Sie auf dem Kopf stehen (gleichwohl würde ich Ihnen nicht unbedingt empfehlen, in dieser Haltung zu essen!).

Aus der Speiseröhre gelangt die Nahrung in den Magen. Sie sammelt sich dort an, und alle Keime und Erreger werden von den stark säurehaltigen Magensäften abgetötet. Durch die desinfizierende Tätigkeit des Magens wird selbst der sich anschließende Dünndarm zu einem fast keimfreien Umfeld – lediglich einige wenige Parasiten, wie Band- und Hakenwürmer, können den Durchgang durch den Magen überstehen.

Neben dem Abtöten der Keime setzt der Magen den im Mund begonnenen Verdauungsvorgang auf zweierlei Weise fort: Die Nahrung wird durch die Mahlbewegung der Magenmuskulatur zerkleinert, während sie gleichzeitig durch starke Verdauungsenzyme in ihre chemischen Bestandteile aufgespalten wird.

Die Salzsäure und die Verdauungsenzyme der Magensäfte sind aggressiv genug, um auch geballtes Eiweiß und Fleisch aufzulösen, aber interessanterweise ist die Auskleidung des Magens unter normalen Bedingungen

gegen sie gefeit. Bei einer Beeinträchtigung dieser natürlichen Schutzschicht muß man allerdings mit sogenannten Magenschleimhauterosionen rechnen.

Nach der ayurvedischen Lehre wird der Verdauungsvorgang im Bereich von Mund und Magen vom Kapha-Dosha
geregelt. Kapha regelt den Fluß sämtlicher Körpersäfte,
und dazu gehören auch der Speichel und die Sekrete der
Magenschleimhaut. Wenn das Kapha-Dosha eines Menschen vom Kapha-Typ aus dem Gleichgewicht geraten ist,
kann es durch Überproduktion von Magensäure zu Übel-
keit kommen. Häufig ist im Verdauungstrakt und in den
Atemwegen eine übermäßige Schleimbildung zu beobachten. Kaphas neigen auch stärker als jeder andere Typ
zu Brechanfällen, die auf Schleimansammlungen im Magen zurückgehen. Der Grund kann im übermäßigen Verzehr von kaphaverstärkenden Nahrungsmitteln liegen,
vor allem von fettem Fleisch und Milchprodukten.

DIE BESONDERE AUFGABE DES DARMS

Aus dem Magen gelangt der Nahrungsbrei in den Dünndarm. Der Dünndarm ist in vielerlei Hinsicht der wichtigste Teil des gesamten Verdauungstraktes. Dieser Abschnitt steht unter der Kontrolle des Pitta-Doshas, das die
Ausschüttung der Verdauungsenzyme in den Dünndarm
regelt.

Der Dünndarm ist zwar relativ eng, aber knapp sieben
Meter lang. Er unterteilt sich in einzelne Abschnitte, und
jeder Abschnitt hat eine eigene Aufgabe im gesamten
Verdauungsprozeß.

Das Innere des Dünndarms ist mit Millionen von kleinen Ausstülpungen besetzt, den sogenanten Darmzotten.
Sie vergrößern die Innenoberfläche gewaltig und sorgen

auf diese Weise dafür, daß der Dünndarm Nährstoffe absorbieren und in den Blutstrom abgeben kann. Eine der folgenschwersten Erkrankungen, die den Dünndarm befallen kann, führt dazu, daß ihm die Fähigkeit zur Resorption von Nährstoffen abhanden kommt, obwohl die Nahrung bis zu dieser Stelle ordnungsgemäß verdaut worden ist.

Michael Oppenheim, der Autor des Buches »The Complete Book of Better Digestion«, hat dargelegt, daß der Dünndarm in der westlichen Medizin als Organ gilt, das bemerkenswert selten von Krankheiten befallen wird. Während Magenkrebs und vor allem Dickdarmkrebs weit verbreitet sind, kommen bösartige Erkrankungen des Dünndarms nur vereinzelt vor. Auch Reizzustände und Blutungen, die in den anderen Bereichen des Magen-Darm-Trakts sehr häufig auftreten, sind hier eher die Ausnahme. Die Natur in ihrer Weisheit scheint den Dünndarm mit einer ganz besonderen Widerstandskraft ausgestattet zu haben – vielleicht, weil er das lebenswichtigste von all unseren Verdauungsorganen ist.

Aus ayurvedischer Sicht kann der Dünndarm jedoch der Schauplatz einer ganzen Reihe von Störungen sein, insbesondere deshalb, weil sich hier der Sitz des Agni, des Verdauungsfeuers, befindet – mehr darüber jedoch in Kapitel vier.

Im Sanskrit wird der Dünndarm als *grahani* bezeichnet, was soviel bedeutet wie »das, was die Dinge packt«. In anderen Worten: Durch den Absorptionsprozeß »packt« sich der Dünndarm den wesentlichen Gehalt der Nahrung. Der Dünndarm ist der Ort, wo dieser Gehalt in seiner nährenden Intelligenz in den Stoffwechsel eingeht.

Ein schlecht funktionierender Dünndarm kann vielerlei Folgen haben. Sie reichen von Durchfall, Schlappheit und Appetitlosigkeit bis zur sogenannten Malabsorption, der ungenügenden Aufnahme von Nährstoffen durch die Darmwandungen. Nach Ansicht vieler ayurvedischer Ärzte tritt Malabsorption weit häufiger auf, als die westliche Medizin annimmt, weil diese Störung bei abgemildertem Verlauf sehr schlecht diagnostizierbar ist, und daher von vielen Betroffenen und ihren Ärzten oft nicht erkannt wird.

Vielfach liegt die Ursache der Malabsorption in einer einseitigen Ernährung, wenn also ein spezielles Nahrungsmittel auf Kosten aller anderen dominiert. Bei uns bedeutet das vor allem: zu viel Süßes und zu viel Fleisch. Das Verdauungsfeuer wird allerdings von jeglicher Art einseitiger Ernährung in Mitleidenschaft gezogen, gleichgültig, um welches Nahrungsmittel es sich dabei handeln mag.

Auch das unbedachte Einnehmen von Abführmitteln, Schmerztabletten, und der übermäßige Genuß von Anregungsmitteln wie Koffein kann diese Störung nach sich ziehen. Insbesondere Menschen vom Vata-Typ, die gern viel zu viel Kaffee trinken, sind häufig von Malabsorption betroffen.

Die Lösung für das Problem der Malabsorption im Dünndarm besteht in einer abwechslungsreichen Ernährung, bei der alle schwer verdaulichen Nahrungsmittel gemieden werden. Die einzelnen Mahlzeiten sollten nicht zu üppig ausfallen, und es sollten weder totgekochte noch rohe Speisen, weder kochendheiße noch eiskalte Gerichte auf den Tisch kommen. Buttermilch ist bei dieser Störung besonders zu empfehlen.

Die Nährkraft, die durch einen gut funktionierenden Dünndarm aufgenommen und in den Blutstrom abgegeben wird, erfüllt in sinnstiftender Weise den ganzen Organismus. Eine Vielzahl von Nährstoffen wird in die Leber transportiert, wo die Nahrung über komplizierte

Stoffwechselvorgänge in unmittelbare Energiespender umgewandelt wird. Die Leber arbeitet gleichzeitig als Entgiftungsorgan, indem sie schädliche Verunreinigungen aus dem Organismus entfernt.

Als Pitta-Organ ist die Leber der Sitz von »heißen« Gefühlswallungen wie Zorn, Neid und Ehrgeiz. Die ayurvedische Lehre betrachtet daher die Leber als ein Organ, das sich schnell überhitzt und den Hintergrund für vielerlei entzündliche Erkrankungen liefern kann.

Die Gallenblase und die Bauchspeicheldrüse sind ebenfalls in den komplexen Verdauungsprozeß eingebunden. Durch die Produktion von Insulin und anderen Hormonen nimmt die Bauchspeicheldrüse eine wichtige Stellung im Verdauungsprozeß ein.

Die Gallenblase ist der Vorratsbehälter der Galle, einer öligen grünen Flüssigkeit, die in der Leber produziert und zur Verdauung von Fetten benötigt wird. Alle diese Funktionen werden durch Pitta gesteuert – ein Wort aus dem Sanskrit, das bei wörtlicher Übersetzung nichts anderes als »Galle« heißt.

Unter normalen Umständen dauert es vier bis fünf Stunden, bis die Nahrung durch den Dünndarm gewandert ist. Während dieser Zeit werden die meisten der vom Körper benötigten Nährstoffe absorbiert. Der verbleibende Rest, ein vorwiegend flüssiges Gemisch von unverdaulichen Nahrungsbestandteilen, tritt jetzt in den Dickdarm ein, einen von einem Netz aus Muskeln umgebenen Schlauch mit ungefähr einem Meter zwanzig Länge. Die Bezeichnung »Dickdarm« ist sinnfällig, denn sein Querschnitt ist faustgroß – der Dünndarm dagegen ist ein dünner Schlauch vom Durchmesser einer großen Zehe.

Der Dickdarm resorbiert Nährstoffe, die für die Funktion des Gehirns und des gesamten Nervensystems lebenswichtig sind. Diese dritte und letzte Station des Ver-

dauungvorgangs ist die Domäne des luftbezogenen Vata-
Doshas. Aus dem Gleichgewicht geratene Vata-Menschen
schlagen sich deshalb vielfach mit Blähungen oder Verstopfung herum, die im schlechten Funktionieren des
Dickdarms ihre Ursache haben.

Von der Speiseröhre bis zum Anfangsbereich des Dickdarms ist unser Verdauungstrakt nahezu keimfrei. Im
Dickdarm allerdings gibt es mehr als 400 verschiedene
Bakterienstämme. Sie absorbieren den überschüssigen
Wasseranteil und die noch verbliebenen Nährstoffe und
transportieren den Darminhalt weiter, damit er schließlich ausgeschieden werden kann. Das Material, das in diesem Darmbereich anzutreffen ist, setzt sich fast zu einem
Drittel aus Bakterien zusammen. Schätzungsweise die
Hälfte unser täglichen Ausscheidungen besteht aus Bakterien.

Die Zeit, welche die Abfallstoffe brauchen, um durch
den Dickdarm zu wandern, ist individuell verschieden. Es
kann vier Stunden, aber auch bis zu drei Tage dauern, bis
sie in den Mastdarm, das letzte, 30 Zentimeter lange
Stück des Verdauungskanals gelangen. Durch den langsam zunehmenden Druck auf die Wandungen des Mastdarms entsteht schließlich ein Entleerungsreflex, der uns
anzeigt, daß wir zur Toilette gehen müssen.

Die zeitlichen Abstände zwischen den einzelnen Stuhl-
gängen, wie auch die physikalische Beschaffenheit der
Ausscheidungen selbst, zeigen verläßlich an, wie gut oder
schlecht es um die Verdauung eines Menschen steht. Es
ist wichtig, daß wir diesen wichtigen Anzeigern unserer
Gesundheit die gebührende Aufmerksamkeit zukommen
lassen. Wenn der Stuhlgang beispielsweise über eine längere Zeitdauer von einem besonders üblen Geruch begleitet sind, deutet dies auf Giftstoffe im gesamten Verdauungstrakt hin, und speziell auf eine ungenügende

Verdauung im Dickdarm. Der Ayurveda verschreibt in diesem Fall eine Reihe von Gewürzen, die die Absorptionstätigkeit des Dickdarms verbessern, in erster Linie schwarzen Pfeffer, Ingwer und Muskatnuß.

Ich hoffe, daß es mir gelungen ist, Ihnen mit dieser kurzen Beschreibung etwas von der wunderbaren Komplexität und Präzision des Verdauungsprozesses zu vermitteln und das Beziehungsgefüge aufzuzeigen, das zwischen den einzelnen Verdauungsorganen besteht. Diese vielfachen Beziehungen sind der Grund, weshalb Beschwerden wie Durchfall, Schmerzzustände und Verstopfung, die typischerweise dem Dickdarm zugeordnet werden, ihre Ursache möglicherweise wesentlich weiter oben im Verdauungstrakt oder vielleicht sogar ganz außerhalb davon haben können. Außer dem Gehirn und dem Nervensystem reagiert kein anderes Organsystem des menschlichen Körpers in ähnlich sensibler Weise auf die vielfältigen Einflüsse aus der Umwelt und dem Alltagsleben wie das Verdauungssystem.

4 MIT DEM DARM NATURGEMÄSS LEBEN

Der Ayurveda betrachtet eine gute Verdauung als die tragende Säule der Gesundheit. Daraus folgt, daß eine schlechte Verdauung einer der Hauptauslöser für das Entstehen von Krankheiten ist.

Wenn man zwischen einer ordentlichen Ernährung bei gleichzeitiger schlechter Verdauung und einer miserablen Ernährung bei guter Verdauung zu wählen hätte, dann wäre letzteres die bessere Wahl – so sagt ein ayurvedisches Sprichwort.

Das beste ist natürlich, man hat beides: gute Ernährung und eine wohlfunktionierende Verdauung. Aber wenn eine ausgeglichene Ernährung zum Tragen kommen soll, dann muß unsere Verdauung auch entsprechend leistungsfähig sein, damit sie die Nährstoffe richtig aufnehmen kann, die uns eine solche Ernährung bietet. Schließlich wurde jede Zelle unseres Körpers aus dem gebildet, was von uns als Nahrung verzehrt worden ist. Wenn wir die Nahrung gut verwertet haben, dann haben wir auch gut aufgebaute Zellen. Aber wenn die Nahrung schlecht und unvollständig ausgewertet worden ist, dann hat der Krankheitsprozeß schon begonnen.

Die ayurvedischen Weisen pflegten zu sagen, daß für den, der gut verdaut, selbst Gift bekömmlich ist, während ein Mensch mit schlechter Verdauung auch an einem Schluck Nektar sterben kann.

AGNI – DAS VERDAUUNGSFEUER

Die ayurvedische Medizin versteht die Verdauung als einen Wärmeprozeß. Eines ihrer wichtigsten Prinzipien ist deshalb das Agni, das Verdauungsfeuer. Agni ist nichts Geringeres als eine göttliche Kraft, die im Menschen wohnt und der die Gesundheit des menschlichen Körpers anvertraut ist.

Unser ganzer Körper blüht auf, wenn die Flammen dieses inneren Feuers in der richtigen Weise genährt und in Gang gehalten werden. Dann wird das Verdauungssystem die Nahrung bestens verdauen, und es wird den Zellen alle notwendigen Nährstoffe zuführen. Das Verdauungsfeuer wird Schlackenstoffe restlos und ohne giftige Rückstände verbrennen. Harmonie wird sich in Ihrem ganzen Körper ausbreiten. Wer jedoch sein Verdauungsfeuer vernachlässigt, muß mit vielerlei Beeinträchtigungen des Wohlbefindens rechnen, die von schlechtem Atem und Körpergeruch bis zu schlechter Immunabwehr und Anfälligkeit für Infektionen jeder Art reichen können.

Im Ayurveda kennt man vier Zustände des Agni: zu stark, zu schwach, zu unbeständig und schließlich den idealen Zustand der völligen Ausgeglichenheit. Diese Zustände sind in hohem Maß von bestimmten Doshas abhängig.

Der Pitta-Typ zum Beispiel hat oft Heißhunger, weil die Flammen seines Agni zu stark lodern. Menschen mit dem Wasser-Dosha Kapha können darunter leiden, daß ihre Verdauung nur auf kleiner Flamme arbeitet, was ihnen eine dauernde Antriebschwäche beschert und auch eine Neigung zum Zunehmen, selbst dann, wenn sie sich mit dem Essen zurückhalten. Der Vata-Typ mit seiner charakteristischen Wechselhaftigkeit auf allen Lebensgebieten hat oft ein ebenso unbeständiges Verdauungsfeuer und pendelt dann zwischen den Extremen von Heißhunger und völliger Appetitlosigkeit hin und her.

Das Agni kann durch die meisten Arten von Ausgleichssport verstärkt und vermehrt werden. Diese Wirkung kann man sogar schon dadurch erzielen, daß man ein paar Minuten lang in bestimmter Weise durchatmet – eine Übung, die im Ayurveda *Pranayama* genannt wird. Langschläferei, körperliche Untätigkeit und große Mengen von schweren, fetten oder süßen Speisen nehmen jedoch dem Agni die Kraft.

Wenn man hungrig ist, brennt das Agni heißer, und jeder kennt das Brennen in den Eingeweiden, das dadurch hervorgerufen wird. Es ist das Signal, daß der Körper jetzt bereit ist, seine Nahrung aufzunehmen und zu verwerten. Wer zu diesem Zeitpunkt ißt, kann damit rechnen, daß die Nahrung gut und vollständig verdaut wird. Viele gesundheitlichen Beschwerden haben ihre Wurzel in Eßgewohnheiten, die sich nicht danach richten, wann in das Verdauungsfeuer »nachgelegt« werden muß. Als Folge davon wird die Nahrung nicht in Energie, sondern vor allem in Fett und Giftstoffe verwandelt. Hier liegt der Grund, weshalb Übergewicht bei den westlichen Völkern so weit verbreitet ist.

**ZWEI GEGENSÄTZLICHE AYURVEDISCHE
SUBSTANZEN UNSERES KÖRPERS – OJAS UND AMA**

Ojas: Sobald sämtliche Systeme des Organismus normal und gesund funktionieren, produziert unser Verdauungstrakt letztendlich eine Substanz, die im Ayurveda *ojas* genannt wird. Aus ayurvedischer Sicht ist Ojas ein biochemischer Stoff, der an der Nahtstelle von Körper und Geist zu finden ist. Dieser Stoff ist wie eine Brücke, die Intelligenz und Materie miteinander verbindet. Ojas sorgt daher im ganzen Organismus für Ausgeglichenheit.

Charaka war ein Weiser des Altertums und einer der ersten ayurvedischen Ärzte. Er beschreibt Ojas mit den folgenden Worten:

»Ojas durchdringt alles, was lebt und erhält es dadurch am Leben. Ohne Ojas gäbe es keine lebendige Kreatur. Ojas ist der Urgrund des Embryos und ebenso der Urgrund dessen, wovon der Embryo sich nährt. Ojas nimmt seinen Ausgang vom inneren Kreislauf des Herzens, und seine Zersetzung zieht weitere Zersetzung nach sich. Es ist der Lebensborn, der im Herzen wohnt, es ist der Rahm auf den Nährflüssigkeiten des Körpers.«

Ein Körper der energisch Ojas erzeugt, kommt nach der ayurvedischen Lehre in den Genuß einer allgemeinen Leichtigkeit, großer Energiegeladenheit, eines guten Appetits und einer ausgeglichenen und problemlosen Verdauung, hat regelmäßige Ausscheidung, ausgezeichnete Immunabwehr, starke Körperkraft und hervorragendes Stehvermögen.

Das wichtigste Anzeichen für Ojas dürfte jedoch das Gefühl von Glück und emotionalem Wohlbefinden sein. Ayurvedisch betrachtet ist Ojas das biochemische Gegenstück von Freude und Entzücken. Das hat größte und weitreichende Bedeutung: Man muß dafür sorgen, daß die Menge von Ojas im Organismus zunimmt, denn dadurch schafft man sich selbst einen Körper, der von Stärke und guter Gesundheit bestimmt ist.

Ama: Der Ayurveda kennt eine weitere Substanz, die allerdings in jeder Hinsicht das Gegenteil von Ojas darstellt. Das *ama* – so heißt dieser chemische Stoff – ist von klebriger Beschaffenheit. Es hat vor allem die Eigenart, die Flußbahnen des Ojas im Körper zu verstopfen.

Ama entsteht durch schlampige Ernährung, selbstzerstörerische Lebensführung, aus dem Gleichgewicht geratene Verdauung und noch viele andere negative Faktoren. Der offenkundigste Unterschied zwischen Ojas und Ama besteht darin, daß Ojas das Wohlbefinden fördert, während Ama es unterminiert. Ama ist in der Tat der Vorläufer der meisten Krankheiten.

Es gibt einige sichere Anzeichen, die verraten, daß sich Ama im Körper gebildet hat: Ein Gefühl der Schwere, Schwäche und Lethargie, erhöhte Anfälligkeit für Infektionskrankheiten, Verdauungs- und Stuhlbeschwerden, Müdigkeit, unregelmäßiger Appetit, Schwankungen von Energie und Tatkraft und fehlende emotionale Stabilität.

Viele Symptome, die wir bei einer nervösen Verdauung beobachten – wie beispielsweise die Verstopfung –, lassen sich auf die Ansammlung von Ama zurückführen. Je mehr Ama sich ansammelt, desto stärker wird die Verdauung beeinträchtigt, und desto mehr Ama wird wiederum produziert. Wer schon mit nervösen Verdauungsstörungen des unteren Magen-Darm-Trakts zu tun gehabt hat, der hat höchstwahrscheinlich auch schon mit anderen Ama-Symptomen wie Mattigkeit und häufigen Erkältungen Bekanntschaft gemacht.

Es gibt ein gut sichtbares Anzeichen von Ama, das Ihnen vielleicht schon einmal aufgefallen ist, ohne daß Sie seine Bedeutung erkannt haben. Es ist der weiße Belag auf der Zunge, der vor allem früh morgens nach dem Aufwachen zu beobachten ist. Dieser Belag besteht buchstäblich aus Ama – und wenn das Ama schon auf der Zunge klebt, dann klebt es auch überall in den Stoffwechselkanälen, die den Körper durchziehen. Dabei muß man sich vor Augen führen, daß nach ayurvedischer Auffassung die Stoffwechselkanäle nicht nur die Flußbahnen von Nahrung, Nährstoffen, Blut und Lymphflüssigkeit sind, sondern auch die Flußbahnen der Lebensenergie als solcher.

Das Ama aus dem Organismus loszuwerden, ist ein wichtiger erster Schritt, wenn man mit seinen Verdauungsproblemen fertig werden will. Man kann das auf zweierlei Weise angehen: Erstens kann man die Verdauung ganz allgemein stärken und verbessern, denn dadurch wird natürlich die Bildung von neuem Ama gebremst, und zweitens gibt es sanfte Reinigungsmethoden, mit denen man das Ama, sofern es sich bereits im Körper angesammelt hat, wieder loswerden kann.

VERHALTENSWEISEN ZUR VERBESSERUNG IHRER VERDAUUNG

Ich möchte hier ein paar ayurvedische Verhaltensweisen und Techniken vorstellen, mit denen man die Verdauung stärken und verbessern kann. Diese einfachen Methoden mobilisieren die dem Körper innewohnende Intelligenz, und sie machen auf diese Weise das Verdauen zu einem angenehmen und wirkungsvollen Vorgang, der das Entstehen von Ojas begünstigt, während die Entstehung von Ama gebremst wird. Bei manchen dieser Vorschläge wird eine gewisse Änderung Ihrer Lebensgewohnheiten nicht zu umgehen sein, aber Sie dürften sehr schnell feststellen, daß der Nutzen des kleinen Opfers unmittelbar auf der Hand liegt.

Essen Sie in einer ruhigen und friedvollen Atmosphäre

Dies ist einer der wichtigsten Grundsätze bei der Behandlung der nervösen Verdauung und der Beschwerden in ihrem Umfeld.

In der Tat handelt es sich hier um die wohl wichtigste Empfehlung, die dieses Buch zu geben vermag. Es gibt nur wenige Dinge, die mehr zu einer nervösen Verdauung beitragen, als das Essen hastig herunterzuschlingen, beim Essen nebenher weiterzuarbeiten oder sich während der Mahlzeit zu streiten.

Ich kann Sie nicht dringend genug darauf hinweisen, wie wichtig es ist, daß Sie Ihre Mahlzeiten in einer ruhigen und behaglichen Atmosphäre stattfinden lassen, wenn Sie durch nichts anderes abgelenkt werden. Das müßte in der Regel auch dann möglich sein, wenn Sie sehr beschäftigt sind und nur 20 bis 30 Minuten Zeit für Ihre Mahlzeit zur Verfügung haben.

Damit sich der Körper auf das Essen und das Verdauen konzentrieren kann, ist es wirklich unumgänglich, während der Mahlzeit alles andere beiseite zu lassen. Wenn Ihre Aufmerksamkeit ausschließlich der Mahlzeit gilt, die vor Ihnen auf dem Tisch steht, können Sie den Geschmack der Speisen voll auskosten und der Nahrung alles abgewinnen, was an Intelligenz und Sinnhaftigkeit in ihr steckt.

Bleiben Sie nach der Mahlzeit noch einen Moment lang ruhig und gesammelt am Tisch sitzen

Wenn man nach Beendigung der Mahlzeit noch ein paar ruhige Minuten einlegt und sich erst dann wieder seinen Aufgaben zuwendet, kann sich der Verdauungsprozeß zwanglos entfalten.

Vielleicht haben Sie sich angewöhnt, sofort nach dem letzten Bissen vom Tisch aufzuspringen und davonzulaufen – oder schlimmer noch, einen Teil Ihres Essens mitzunehmen und unterwegs aus der Faust zu verdrücken. Vergessen Sie nicht, unser Stichwort lautet: »Die nervöse

Verdauung«. Es ist bestimmt kein Fehler, wenn Sie sich ruhigere und vernünftigere Eßgewohnheiten zulegen.

Der ayurvedische Rat, sich nach dem Essen eine kleine beschauliche Pause zu gönnen, gilt für jedermann.

Denjenigen, die mit einer nervösen Verdauung zu tun haben, möchte ich darüber hinaus empfehlen, sich nach dem Essen ein paar Minuten hinzulegen, wann immer es möglich ist. Es ist nicht notwendig und auch nicht wünschenswert, daß man dabei einschläft. Legen Sie sich einfach fünf bis zehn Minuten auf dem Rücken oder auf die linke Seite. Der Verdauungsvorgang kann sich dadurch müheloser und natürlicher entfalten.

Vielen Leuten hilft es auch, wenn sie schon vor dem Essen ein paar ruhige Minuten einlegen. Versuchen Sie, sich vor der Mahlzeit ungefähr fünf Minuten lang ungestört irgendwo ruhig hinzusetzen. Gönnen Sie sich diese fünf ruhigen Minuten auch nach dem Essen, und wenden Sie sich erst dann wieder Ihrer Arbeit oder etwas anderem zu. Sie werden merken, daß dieser geringe Zeitaufwand sich in einer merklich besseren Verdauung und damit in einer Verbesserung des allgemeinen Gesundheitszustandes auszahlt.

Setzen Sie sich stets hin, wenn Sie etwas essen

Durch das Sitzen wird der Verdauungstrakt entlastet, die Aufmerksamkeit wird auf das Essen gelenkt, und man kann die Speisen besser genießen. Auch für einen kleinen Imbiß, und seien es nur ein paar Trauben oder Rosinen, sollten Sie sich immer soviel Zeit nehmen, daß Sie sich an einen Tisch setzen können.

Essen Sie nicht, wenn Sie ärgerlich, erregt oder wütend sind

Wer mit einer nervösen Verdauung zu kämpfen hat, weiß meistens schon, daß er nicht essen sollte, wenn er sich aufgeregt hat, weil das nur allzuleicht neue Beschwerden auslöst. Wenn Sie zur Essenszeit ärgerlich oder erregt sind, sollten Sie eine kleine Weile warten, bis sich der Sturm Ihrer Gefühle gelegt hat.

Stephen Peiken berichtet in seinem Buch »Gastrointestinal Health« von einem schlagenden Beweis für die Beziehung zwischen Streß und schlechter Verdauung. Im neunzehnten Jahrhundert hatte ein Militärarzt die seltene Gelegenheit, einen Patienten zu betreuen, bei dem sich als Folge einer Schußverletzung in der Magenwand eine Öffnung gebildet hatte, durch die man von außen in den Magen hineinsehen konnte.

Im Laufe einer längeren Beobachtung stellte sich heraus, daß die gefühlsmäßige Verfassung des Patienten sich an Veränderungen der Magenschleimhaut ablesen ließ. Wenn der Patient ärgerlich wurde, erhöhte sich die Säureproduktion in seinem Magen, und der Rhythmus der Verdauungsbewegungen seines Magens wurde langsamer. Dadurch blieben die säurereichen Magensäfte länger im Magen als sonst, und es kam zu schweren Reizungen.

All das ist im Ayurveda seit Jahrtausenden bekannt. Als Kapha-Organ ist der Magen für die materielle Struktur und den Zusammenhalt des Körpers verantwortlich und steht in enger Beziehung zum emotionalen Gleichgewicht. Der Ayurveda spricht gelegentlich vom Magen als der »Mutter« des ganzen Körpers.

Ich möchte Sie jetzt mit einer Beruhigungstechnik bekanntmachen, mit der Sie den Streß vor dem Essen abbauen können:

Setzen Sie sich ruhig hin und schließen Sie für 20 bis 30 Sekunden die Augen. Sobald Ihre Augen geschlossen sind, bemerken Sie vielleicht irgendwo in Ihrem Körper ein unbehagliches Gefühl, denn jede Gefühlsregung ist auch von einem entsprechenden chemischen Vorgang im Körper begleitet. Bleiben Sie einfach mit geschlossenen Augen sitzen, und lassen Sie Ihre unangenehme körperliche Empfindung einige Sekunden lang bewußt auf sich einwirken. Versuchen Sie nicht, dagegen anzugehen, sondern geben Sie sich einfach ihren Empfindungen hin.

Die Empfindung wird meist im Verlauf einer Minute schwächer werden oder ganz verschwinden. Wenn Sie dann wieder die Augen öffnen, werden Sie vielleicht feststellen, daß auch Ihre seelische Verstimmung verflogen ist. Sobald Sie wieder ruhig und gelassen sind, können Sie sich Ihrer Mahlzeit widmen.

Stopfen Sie sich nicht voll

Aus ayurvedischer Sicht soll man jeweils nur drei Viertel der Menge essen, die man auf einen Schlag bewältigen kann. Ißt man mehr, dann bleibt dem Magen zuwenig Spielraum, so daß er nicht mehr optimal funktionieren kann – und die Entstehung von Ama ist das Resultat.

Diese Dreiviertel-Grenze ist der Punkt des größten Behagens und der stärksten Befriedigung beim Essen. Das Gefühl, zuviel gegessen zu haben, fehlt völlig. Es kann sein, daß Sie erst etwas Übung brauchen, um die Mahlzeiten auch wirklich an diesem Punkt zu beenden – besonders dann, wenn Sie bislang immer zuviel in sich hineingestopft haben – aber Ihr Wohlbefinden wird sich in kurzer Zeit heben, wenn Sie aufhören zu essen, bevor Sie sich vollgestopft haben.

Meiden Sie eiskalte Speisen und Getränke

Kalte Speisen und Getränke lassen leicht die Flammen des Verdauungsfeuers erstarren und fördern dadurch die Entstehung von Ama. In ayurvedischen Begriffen würde man hier von einer Vata-Störung sprechen, denn Vata ist seiner Natur nach kalt und trocken. Als Gegenmaßnahme sollten Sie gut gegarten, warmen und vollwertigen Speisen und beruhigenden Getränken den Vorzug geben.

Viele Leute haben vielleicht schon immer eisgekühlte Getränke zu sich genommen. Es fällt dann sehr schwer, zumal bei heißer Witterung, darauf zu verzichten. Aber es hat sich gezeigt, daß in den meisten Fällen die kalten Getränke nach ein paar Wochen überhaupt nicht mehr vermißt werden, und daß die Betreffenden sich einfach wohler fühlen. Es gibt eine ayurvedische Kräuterteemischung mit der Bezeichnung Vata-Tee, die sich hervorragend als Ersatz der kalten Getränke eignet, die Sie vielleicht bislang genossen haben. Dieser Tee ist von Natur aus warm und beruhigend, und seine Mischung ist so abgestimmt, daß sie speziell auf das Vata dämpfend einwirkt.

Sprechen Sie nicht, solange Sie noch kauen

Solange man mit Kauen und Schlucken beschäftigt ist, soll man die Sinne und die Wahrnehmung nach innen lenken, damit man den Geschmack, den Anblick und den Duft der Speisen genießen kann. Das geht viel besser, wenn Sie nicht sprechen, solange Sie noch etwas im Mund haben. Man kann sich natürlich bei Tisch unterhalten, doch Tischgespräche sollten ruhig und unbeschwert verlaufen. Mahlzeiten eignen sich nicht für die Beschäftigung mit Themen, die unter die Haut gehen. Aus dem gleichen Grund ist auch von Geschäftsessen abzuraten.

Essen Sie gemächlich

Nehmen Sie sich die Zeit, alles gut durchzukauen. So haben Sie mehr vom Geschmack der Speisen, und Ihre Verdauung wird es Ihnen danken. Falls Sie ein Schnellesser sind, möchte ich Ihnen eine einfache Technik empfehlen, mit der Sie Ihr Eßtempo nach und nach normalisieren können. Legen Sie einfach das Besteck beiseite, sobald Sie einen Bissen in den Mund genommen haben. Nehmen Sie Messer und Gabel oder Löffel erst dann wieder in die Hand, wenn Sie diesen Bissen gut gekaut und hinuntergeschluckt haben. Nach ein bis zwei Wochen werden Sie merken, daß Ihr Eßtempo von ganz allein wesentlich gemächlicher geworden ist.

Essen Sie nicht, solange die vorangegangene Mahlzeit noch nicht vollständig verdaut ist

Häufige Imbisse lassen lediglich Ama entstehen. Sie brauchen sich nur einmal vorzustellen, Sie wollten eine Bohnensuppe kochen und würden dabei alle halbe Stunde einen Schlag frische Bohnen dazugeben. Die Suppe könnte niemals gar werden. Auch Ihr Magen-Darm-Trakt wird nicht in der Lage sein, die aufgenommene Nahrung ordentlich zu verdauen, wenn Sie ihn immer wieder mit einer Zwischenmahlzeit eindecken.

Wie lange sollte die Pause zwischen den Mahlzeiten sein? Bei den meisten Menschen dauert es drei bis sechs Stunden, bis die Nahrung vollständig verdaut ist. Wenn Sie glauben, daß Sie es ohne Imbiß nicht schaffen, können Sie etwas Leichtes zu sich nehmen, zum Beispiel etwas Obst oder ein warmes Getränk.

Geben Sie frisch gekochten Speisen den Vorzug

Bei frisch gekochten Speisen ist die ordnungstiftende Kraft, die der Nahrung innewohnt, also die »Intelligenz«, am größten. Deshalb begünstigen sie die Bildung von Ojas. Aufgewärmte Reste sind nicht so leicht verdaulich und fördern daher die Produktion von Ama. Viele Leute glauben, daß Rohkost ein guter Lieferant von Ballaststoffen ist, aber im Ayurveda weiß man, daß Ungekochtes schwerer verdaulich ist und leicht zu Reizungen des Dickdarms führt. Ein gewisser Rohkostanteil an der Ernährung, zum Beispiel in Form von Salaten, ist durchaus in Ordnung, aber gekochte Speisen sind generell besser verdaulich.

CHECKLISTE

Es kostet vielleicht etwas Mühe, all diese Ratschläge in die Praxis umzusetzen. Langjährige Gewohnheiten abzulegen ist nicht so einfach, selbst wenn man weiß, daß sie der Gesundheit nicht besonders förderlich sind. Aber vergessen Sie nicht, daß es genau diese Gewohnheiten sind, welche die Verdauungsbeschwerden überhaupt erst heraufbeschworen haben.

Die Checkliste auf der folgenden Seite faßt die oben besprochenen Ratschläge zusammen. Fertigen Sie sich davon ein paar Kopien an und machen Sie jeden Tag die entsprechenden Eintragungen. Auf diese Weise können Sie Ihre Eßgewohnheiten kontrolliert und ohne große Anstrengung umstellen. Wenn Sie zunächst nur mit einer neuen Verhaltensweise beginnen, und dann jede Woche eine weitere dazunehmen, können Sie ganz zwanglos ihre Eßgewohnheiten verbessern.

CHECKLISTE	Mo	Di	Mi	Do	Fr	Sa	So
In ruhiger und friedlicher Atmosphäre gegessen	① ② ③ ④	① ② ③ ④	① ② ③ ④	① ② ③ ④	① ② ③ ④	① ② ③ ④	① ② ③ ④
Regelmäßige Mahlzeiten eingehalten	① ② ③ ④	① ② ③ ④	① ② ③ ④	① ② ③ ④	① ② ③ ④	① ② ③ ④	① ② ③ ④
Zum Essen an einen Tisch gesetzt	① ② ③ ④	① ② ③ ④	① ② ③ ④	① ② ③ ④	① ② ③ ④	① ② ③ ④	① ② ③ ④
Nicht im Zustand der Erregung gegessen	① ② ③ ④	① ② ③ ④	① ② ③ ④	① ② ③ ④	① ② ③ ④	① ② ③ ④	① ② ③ ④
Eiskalte Speisen und Getränke gemieden	① ② ③ ④	① ② ③ ④	① ② ③ ④	① ② ③ ④	① ② ③ ④	① ② ③ ④	① ② ③ ④
Nicht gleichzeitig gekaut und geredet	① ② ③ ④	① ② ③ ④	① ② ③ ④	① ② ③ ④	① ② ③ ④	① ② ③ ④	① ② ③ ④
Gemächlich gegessen	① ② ③ ④	① ② ③ ④	① ② ③ ④	① ② ③ ④	① ② ③ ④	① ② ③ ④	① ② ③ ④
Erst gegessen, nachdem die vorherige Mahlzeit vollständig verdaut war	① ② ③ ④	① ② ③ ④	① ② ③ ④	① ② ③ ④	① ② ③ ④	① ② ③ ④	① ② ③ ④
Eine frisch gekochte und ausgewogene Mahlzeit verzehrt	① ② ③ ④	① ② ③ ④	① ② ③ ④	① ② ③ ④	① ② ③ ④	① ② ③ ④	① ② ③ ④
Nach dem Essen noch ein paar Minuten ruhig am Tisch sitzengeblieben	① ② ③ ④	① ② ③ ④	① ② ③ ④	① ② ③ ④	① ② ③ ④	① ② ③ ④	① ② ③ ④

Machen Sie bei jeder Mahlzeit und bei jedem Imbiß eine Eintragung in die Checkliste. So können Sie Ihre Fortschritte in der Anwendung der Empfehlungen verfolgen. Wenn Ihnen der eine oder andere Ratschlag zu mühsam erscheint, sollten Sie es zuerst mit einem anderen, einfacheren, versuchen. Nehmen Sie jede Woche eine neue Verhaltensweise dazu, bis Sie sämtliche im Programm haben.

Setzen Sie bei der ersten Mahlzeit des Tages, in die Rubrik für den Ratschlag, den Sie dabei angewendet haben, ein Kreuzchen in den Kreis neben der kleinen 1. Sofern ein Ratschlag nicht verwendet wurde, muß der entsprechende Kreis frei bleiben. Es sind vier Kreise für die Eintragung von Imbissen und Mahlzeiten vorgesehen.

ZWEI VERFAHREN ZUR INNEREN REINIGUNG

Nachdem wir die Stärkung der Verdauungsfunktion behandelt haben, möchte ich jetzt noch zwei Verfahren zur inneren Reinigung des Körpers vorstellen, die speziell dazu geeignet sind, das Ama auszuschwemmen.

Die Flüssigkost

Bei dem ersten Verfahren ernährt man sich einmal pro Woche ausschließlich von einer Kost, die in einem Mixer mit Wasser verflüssigt worden ist. Das garantiert eine leichte Beschaffenheit der Nahrung und der Magen-Darm-Trakt kann leichter damit fertig werden. So wird die Verdauung gestärkt und gleichzeitig das Ama aus dem Körper ausgeschieden.

Machen Sie versuchsweise über zwei Monate einmal pro Woche einen Tag mit Flüssigkost, und entscheiden

Sie sich dann, ob Sie dieses Verfahren beibehalten wollen. Wenn Sie sich dabei wohlfühlen und Ihnen die Sache spürbar gut bekommt, können Sie fortan jede Woche Ihren Tag mit Flüssigkost einlegen, oder auch, falls Ihnen das besser zusagt, nur einmal im Monat. Sie werden vermutlich feststellen, daß Sie diesen Tag am besten in einen Zeitraum legen, an dem Sie von größeren Verpflichtungen frei sind, zum Beispiel am Wochenende.

Ich möchte daran erinnern, daß dies keine Fastenkur ist. Sie können alles, was Sie nur wollen, zu sich nehmen – es muß nur vorher verflüssigt werden. Zu diesem Zweck wird die Kost mit etwas warmem Wasser in einem Mixer flüssig geschlagen. Die Flüssigkost kann man im Verlauf des Tages so oft zu sich nehmen, wie man will.

Suppen, Kräutertees, frisches Obst, Gemüsesäfte und Körnernahrung sind für diese Art der Zubereitung besonders gut geeignet. Bei Fleisch, Fisch und Geflügel ist das naturgemäß kaum der Fall. Richten Sie sich ganz nach Ihrem Appetit. Manche Leute fühlen sich stark und leistungsfähig, selbst wenn sie den ganzen Tag nur Fruchtsäfte zu sich nehmen. Andere brauchen eine etwas gehaltvollere Kost und sollten vorwiegend verflüssigtes Getreide und Gemüse verzehren, damit ihr Wohlbefinden nicht leidet.

Überhaupt: Machen Sie Ihr Wohlbefinden zu Ihrer Richtschnur! Bei richtiger Anwendung der Flüssigkost werden Sie sich den ganzen Tag unbeschwert und energiegeladen fühlen.

Die Heißwasserkur

Als zweites Verfahren zur Ausscheidung von Ama möchte ich Ihnen eine ganz spezielle ayurvedische Reinigungstechnik empfehlen. Die Sache hört sich sehr simpel an, aber Sie werden feststellen, daß dieses Verfahren den Magen-Darm-Trakt mit Nachdruck zu reinigen und zu stärken vermag.

Sie brauchen nichts anderes zu tun, als regelmäßig über den Tag verteilt ein paar Schluck heißes Wasser zu trinken. Weiter oben wurde schon erwähnt, daß Ama eine klebrige und fettige Substanz ist. Heißes Wasser löst das Ama aus dem Organismus auf ähnliche Weise heraus, wie es beim Geschirrspülen das Fett von den Tellern ablöst. Dieses Auswaschen von Ama vollzieht sich ganz allmählich und ohne jede Anstrengung.

Man muß sich allerdings an ein bestimmtes Vorgehen halten, damit dieses Verfahren seine größte Wirksamkeit entfalten kann.

Erstens sollte das Wasser sehr heiß sein – so heiß, daß man erst einmal darüber blasen muß, bevor man es ganz vorsichtig schlürfen kann. Wem das zu unangenehm ist, der sollte die Temperatur so wählen, daß sie gerade noch verträglich ist.

Zweitens kommt es weniger darauf an, wieviel man von dem heißen Wasser trinkt, als darauf, wie oft man etwas davon zu sich nimmt. Das beste Ergebnis stellt sich ein, wenn man ungefähr alle halbe Stunde ein paar Schluck davon trinkt. Sofern Ihnen das zu oft ist, sollten Sie doch mindestens einmal pro Stunde ein bis zwei Schluck zu sich nehmen.

Vielleicht haben Sie im Verlauf des Tages auch Lust, etwas anderes zu trinken – Kräutertee zum Beispiel –, aber verzichten Sie deshalb nicht auf das heiße Wasser. Und trinken Sie so oft Sie können. Nur zwei- bis dreimal am Tag ein paar Schluck zu nehmen, reicht keinesfalls aus.

Es ist am einfachsten, Sie besorgen sich eine gute Thermosflasche und füllen sie morgens mit heißem Wasser. Davon können Sie dann den ganzen Tag trinken. Es

wird nicht lange dauern, bis Sie die beruhigende und ausgleichende Wirkung dieses Verfahrens schätzen gelernt
haben. Nach einer gewissen Gewöhnungsphase bildet
sich bei den meisten Leuten geradezu ein Bedürfnis heraus, regelmäßig das heiße Wasser zu schlürfen.

In den ersten Wochen der Heißwasserkur werden Sie
wahrscheinlich häufiger zur Toilette gehen müssen. Die
Harnausscheidung nimmt oft stärker zu, als es der erhöh-
ten Flüssigkeitszufuhr entspricht, denn der Organismus
wäscht jetzt das Ama und auch andere Giftstoffe aus.
Hierin zeigt sich, daß sich im Körper ein Wandel zum
Besseren vollzieht. Die Harnausscheidung wird allmählich wieder auf das normale Maß zurückgehen, aber das
Ama wird auch weiterhin kontinuierlich aus dem Körper
ausgeschieden.

AYURVEDISCHE KRÄUTERPRÄPARATE

In der westlichen Welt haben wir uns daran gewöhnt, ge-
sundheitliche Beinträchtigungen mit den Mitteln der
Chemie zu bekämpfen. Viele Leute, die den Arzt aufsuchen, erwarten oder fordern von ihm geradezu, daß er ihnen irgendein Mittel verschreibt – ungeachtet der kon-
kreten Beschwerden.

Der ayurvedische Ansatz ist jedoch ein anderer. Es
wird zwar keineswegs geleugnet, daß chemische Präparate, besonders bei akuten Krankheitszuständen, auf vielen Gebieten der Medizin ihre Berechtigung haben, aber
die ayurvedische Lehre sagt uns, daß wir bei chronischen
Gesundheitsstörungen, die sich aus einer fundamentalen
Beeinträchtigung des physiologischen Gleichgewichts
entwickelt haben, an einer anderen Stelle nach einer Lösung suchen müssen.

Ayurvedische Kräuterpräparate sind nicht nur zur Bekämpfung spezifischer Symptome gedacht. Ihr Zweck liegt vielmehr darin, die Verfassung von Körper und Geist auf einer ganz grundsätzlichen Ebene zu stärken, indem sie das aus dem Lot geratene Gleichgewicht wieder herstellen, das hinter allen Symptomen sozusagen sein Unwesen treibt.

Es sind also keine »Medikamente« im herkömmlichen Sinn. Im Gegensatz zu den hochkonzentrierten industriell hergestellten Medikamenten, die auf Rezept in den Apotheken über den Ladentisch gehen, sind ayurvedische Kräuterpräparate reine Pflanzenauszüge. Sie sind letztlich nichts anderes als eingefangene Sonnenenergie, die sich durch die Fotosynthese der Pflanzen zu einem materiellen Gegenstand, nämlich der Pflanze selbst, verdichtet hat.

Indem Sie in Form der Kräuter die Energie der Sonne in Ihren Körper aufnehmen, treten Sie in Kontakt mit dem Urquell allen Lebens. Wer Kräuterpräparate einnimmt, sollte sich diese grundlegende Beziehung stets vor Augen halten, denn durch ein hohes Maß an Bewußtheit wird die Wirksamkeit dieser Präparate noch gesteigert.

Nachstehend sind einige ayurvedische Kräuter aufgeführt, die eine Wohltat für die Verdauung sein können. Wenn auch jeder Mensch seine eigene, ganz persönliche Bedürfnisstruktur hat, so hat sich doch erwiesen, daß Kräuter-Kombipräparate für die Verdauung sehr nützlich sind. Bezugsquellen für diese Präparate finden Sie am Ende dieses Buches.

Amalaki wirkt lindernd bei Reizzuständen des Magen-Darm-Traktes und stabilisiert Blutzuckerschwankungen, von denen ungesunde Eß- und Naschgelüste ausgelöst werden.

Bibihitaki ist ein starkes, aber unbedenkliches Abführmittel und vertreibt Kapha-Ansammlungen aus den Verdauungsorganen.

Chitrak puffert Übersäuerungen ab und reduziert Ama-Ansammlungen. Das Präparat fördert die Resorption der Nahrung und verhindert Stagnationen im Magen-Darm-Trakt.

Dhanyka – Koriander – kann bei jenen Pitta-Störungen des Verdauungstrakts verwendet werden, bei denen die meisten anderen Gewürze und Kräuter nicht eingesetzt werden dürfen.

Lavanga – Gewürznelken – spenden Wärme und Energie, wodurch die Verdauung angeregt wird.

In diesem Kapitel haben wir uns mit einer Reihe von einfachen, aber wirkungsvollen Maßnahmen, Ratschlägen und Verfahrensweisen befaßt, die die Verdauung fördern und stärken, die das Ama aus dem Körper vertreiben und die Sie, kurz gesagt, mit Ihrem »Darm auf guten Fuß« gelangen lassen. Im fünften Kapitel werden wir uns jetzt im einzelnen mit jenen Nahrungsmitteln und Ernährungsweisen beschäftigen, die am besten dazu geeignet sind, Verdauungsbeschwerden zu beseitigen und Ihnen eine perfekte Gesundheit zu schenken.

5 ERNÄHRUNG: DIE KUNST, DAS RICHTIGE ZU ESSEN

»Bei falscher Ernährung ist die Medizin hilflos, bei richtiger Ernährung aber ist sie arbeitslos.«

So lautet ein altes ayurvedisches Sprichwort. Keiner, der unter Verdauungsbeschwerden zu leiden hat, dürfte davon überrascht sein, daß die Ernährungsweise eine ausschlaggebende Bedeutung hat. Es liegt auf der Hand, daß das, was wir essen, in unserer Verdauung und Ausscheidung seine Wirkung zeigt, aber dennoch kümmern sich die wenigsten Ärzte bei der Behandlung von nervösen und anderen Verdauungsbeschwerden darum, wie sich der Patient ernährt.

Der Grund dafür liegt möglicherweise darin, daß die einzelnen Patienten auf bestimmte Ernährungsumstellungen in verwirrend vielfältiger Weise reagieren. Aus ayurvedischer Sicht sind diese vielfältigen Reaktionsmuster allerdings vollkommen verständlich. Wie ein Mensch im Einzelfall reagiert, hängt in hohem Maß davon ab, welche Doshas bei dem Betroffenen aus dem Gleichgewicht geraten sind.

Der entscheidende Unterschied zwischen der modernen westlichen Ernährungswissenschaft und dem ayurvedischen Ansatz ist schnell erklärt. Es ist der Unterschied zwischen einer rein materialistischen Betrachtungsweise der Wirklichkeit und einem Verständnis, das auch andere Ebenen in seine Betrachtung einbezieht.

Die westliche Ernährungswissenschaft erfaßt den Nähr-

wert der Nahrung über die materiellen Eigenschaften.
Man braucht nur an die vielen ernährungswissenschaft-
lichen Fachbegriffe zu denken, die uns allen inzwischen
geläufig sind: Eiweiß, Kohlehydrate, Fette, Mineralien,
Cholesterin, Vitamine, Kalorien und viele andere mehr.
Jeder dieser Begriffe bezeichnet eine bestimmte materielle Eigenschaft der Nahrung. Eine Kalorie ist beispielsweise eine genau definierte Menge an Energie, die bei
der Verbrennung der Nahrung durch den Stoffwechsel-
prozeß des Körpers entsteht.

Es soll natürlich nicht bestritten werden, daß die Ana-
lyse der Nahrung hinsichtlich ihrer materiellen Eigenschaften ihre Berechtigung hat, aber im Ayurveda kommt
noch etwas ganz anderes zum Tragen, und das ist der In-
telligenzwert der Nahrung. Der materielle Nährwert der
Nahrung wird keineswegs verkannt, aber im Ayurveda
weiß man, daß jeder Substanz außerdem noch eine viel
grundsätzlichere Wirkkraft innewohnt. Diese sinnstif-
tende Wirkkraft mit ihrem Sitz an der Nahtstelle zwischen Körper und Geist ist das, was der ayurvedische Begriff von der Intelligenz der Nahrung eigentlich meint.

Für die zentrale Bedeutung des Intelligenzgehalts der
Nahrung möchte ich ein Beispiel geben. Wir wissen, daß
ein Baum sich aus verschiedenen Bestandteilen zusam-
mensetzt, wie Äste, Rinde, Blätter und Samen. Wenn
man etwas für das Gedeihen des Baumes tun will, beschäftigt man sich sinnvollerweise nicht mit seinen einzelnen Bestandteilen. Es ist besser, die Sache ganz grundsätzlich anzugehen und die Fürsorge auf die Säfte der
Pflanze zu verwenden, welche die Intelligenz der Natur
in den letzten Wipfel der Pflanze tragen. Der Ayurveda
lenkt unsere Aufmerksamkeit auf den grundsätzlichen
Tatbestand, daß unsere Nahrung voll ist von dieser Intelligenz und gibt uns dadurch einen Schlüssel für die Be-

handlung und die Vorbeugung von Krankheiten durch eine entsprechende Ernährung. Das gilt für nervöse Verdauungsbeschwerden ebenso wie für jede andere Erkrankung.

Im Ayurveda kennt man eine Reihe von Möglichkeiten, um festzustellen, ob und inwieweit die Nahrung mit intelligenten Eigenschaften erfüllt ist. Eine der interessantesten unter diesen Möglichkeiten setzt unmittelbar beim Geschmack der Nahrung an.

Wenn die Nahrung zu unseren Doshas spricht, teilt sie uns eine Vielzahl von Dingen mit, aber der gewichtigste Informationsträger ist der Geschmack. Sobald die Geschmacksknospen einen Bissen in unserem Mund willkommen heißen, wird eine gewaltige Menge von nützlichen Informationen in unserem Körper weitergeleitet. Wenn Sie diese Botschaften zu sich sprechen lassen und sich nicht gegen das sträuben, was Ihr Instinkt Ihnen sagen will, werden Sie zwanglos und ganz natürlich zu einer ausgeglichenen Ernährungsweise finden.

DIE GESCHMACKSRICHTUNGEN

Im Ayurveda werden sechs Geschmacksrichtungen unterschieden. Süß, sauer, salzig und bitter dürften Ihnen geläufig sein, aber es gibt noch zwei andere, nämlich scharf und herb. Alle würzigen und scharfen Speisen gehören in die Kategorie scharf. Herb ist alles, was ähnlich wie Schlehen auf der Zunge ein pelziges Gefühl erzeugt und bei dem sich der Mund zusammenzieht. Granatäpfel und Mungbohnen sind Beispiele für die herbe Geschmacksrichtung.

Hier einige weitere Beispiele für die einzelnen Geschmacksrichtungen:

Süß: Zucker, Honig, Reis, Teigwaren, Milch, Sahne,
  Butter
Sauer: Zitronen, Käse, Joghurt, Pflaumen, Essig
Salzig: Alle gesalzenen Speisen
Scharf: Chili, Cayennepfeffer, Ingwer, scharfe Gewürze
  überhaupt
Bitter: Blattpflanzen wie Endivie, Spinat und Roma-
  Salat
Herb: Bohnen, Linsen, Granatäpfel, Äpfel und Birnen

Die natürlichen Funktionen sind oft von einer zweckvol-
len Eleganz gekennzeichnet. Die sechs verschiedenen Geschmacksrichtungen werden zum Beispiel in einer genau
geregelten Abfolge verdaut. Süß geht als erstes in den
Stoffwechsel ein, gefolgt von Sauer, Salzig, Scharf, Bitter, und zum Abschluß kommt Herb. Interessanterweise
ist das nicht die Reihenfolge, in der man die Speisen
üblicherweise verzehrt.

Süßes bildet in Form eines Desserts so gut wie immer
das Ende einer Mahlzeit, dabei wäre es zweifellos gesün-
der – und besser für die schlanke Linie – wenn man die
Süßspeise zuerst essen würde. Ähnliches gilt für Salate,
die leichter verdaut werden können, wenn man sie zum
Abschluß der Mahlzeit ißt.

Eine Mahlzeit muß als Ganzes betrachtet werden. Wie
bereits erwähnt, ist es besonders wichtig, auf die richtige
Reihenfolge der einzelnen Speisen zu achten. Eine gute
Verdauung und eine richtige Ernährung setzen mehr voraus, als lediglich zu wissen, was und wieviel man essen
darf oder soll.

Für eine ausgeglichene Ernährung und für die Befriedigung beim Essen spielen die sechs Geschmacksrichtungen eine große Rolle. Unsere hohe Geschmacksempfind-
lichkeit ist ein klares Zeichen für die Intelligenz unseres

Organismus. Wir können Süß noch in einer Verdünnung
von eins zu zweihundert herausschmecken, bei Salz ist
das Verhältnis eins zu vierhundert, und Bitter bemerken
wir sogar noch in einer Verdünnung von eins zu zwei Millionen.

Unser Geschmacksvermögen wurde von der Natur
entwickelt und geschärft, damit die Nahrung zu unseren
Doshas sprechen kann. Die Ratschläge zur Ernährung,
die ich Ihnen in diesem Kapitel geben möchte, sind aus
dem ayurvedischen Wissen um diese hervorragende Ge-
schmacksempfindlichkeit abgeleitet.

ERNÄHRUNGSTIPS

Auf den kommenden Seiten werden wir uns mit einer
Reihe von Empfehlungen zur Ernährung beschäftigen. Je
nach dem, wie Ihre speziellen Beschwerden sind, werden
einige davon bei Ihnen besser anschlagen als andere.
Während Sie diese Empfehlungen in die Tat umsetzen,
vergessen Sie bitte nicht, weiterhin Ihre Eintragungen in
die Checkliste von Kapitel vier zu machen, damit Sie verfolgen können, wie Ihr geändertes Verhalten auf Ihre Verdauung zurückwirkt. Bedenken Sie jedoch, daß sich eine
zuträglichere Ernährungsweise nicht nur in den Stunden
unmittelbar nach den Mahlzeiten bemerkbar macht, sondern auch noch während der nächsten Tage oder gar Wochen.

Als erstes möchte ich Ihnen empfehlen, sämtliche
sechs Geschmacksrichtungen in Ihre tägliche Ernährung
einzubauen. In einer ausgeglichenen Ernährung sollten
sie immer enthalten sein, wenn auch angepaßt an die individuellen Bedürfnisse und in der jeweils entsprechenden Zusammensetzung.

Wer eine nervöse Verdauung hat, sollte zum Beispiel scharfe und durchdringende Gewürze wie Curry, Knoblauch, Pfeffer und Senf möglichst meiden.

Allerdings gibt es ein Gewürz – Ingwer nämlich –, das zwar vom Geschmack her scharf ist, aber dennoch bei vielen nervösen Verdauungsbeschwerden Linderung schafft. Ein Stückchen Ingwerwurzel kann als Kochgewürz Verwendung finden.

Hier das Rezept für einen Extrakt aus Ingwer, Zitrone und Salz zur Anregung der Verdauung:

Ein Stück frische Ingwerwurzel wird geschält und fein gehackt. Geben Sie ein paar Tropfen Zitronensaft und eine Prise Salz dazu. Die Mischung wird am besten jeweils eine halbe Stunde vor dem Mittag- und dem Abendessen zu sich genommen, aber auch unmittelbar vor dem Essen eingenommen fördert sie die Verdauung und beruhigt den Dickdarm.

Bei nervösen Verdauungsbeschwerden helfen in der Regel auch Gewürze wie Gelbwurz, Bockshornkleesamen (Fenugreek), Pfefferminz- und Korianderblätter. Die Pfefferminze wird seit Jahrtausenden gegen nervöse Verdauungsbeschwerden eingesetzt. Auch heute noch werden in weiten Teilen Europas Pfefferminzölkapseln zur Behandlung solcher Beschwerden verabreicht. Frische Pfefferminzblätter bringen die Wirkkraft dieser Pflanze auf angenehme Weise voll zur Geltung. Pfefferminzblätter können bei der Zubereitung von vielerlei Speisen und Getränken verwendet werden.

Des weiteren gibt es eine Spezialmischung von Kräutern und Gewürzen, die auf das Vata-Dosha und den Verdauungstrakt beruhigend einwirkt. Diese Mischung heißt »Vata churna« (*churna* bedeutet soviel wie »Pulver«). Vata

churna kann man als Tischgewürz über die Speisen
streuen, man kann aber auch damit kochen. Vata churna
ist ein Universalgewürz, und sein Geschmack wird von
den meisten Leuten als sehr angenehm empfunden. Bezugsquellen sind am Ende des Buches angegeben.

Welche Speisen sollte man meiden? Es liegt auf der
Hand, daß Sie sich vor allem bei jenen Speisen zurückhalten sollten, die bei Ihnen wiederholt Beschwerden ausgelöst haben. Während Ihre Verdauung allmählich wieder
in Ordnung kommt, werden Sie aber merken, daß Sie
eine ganze Reihe von Speisen, die Ihnen früher schlecht
bekommen sind, auf einmal wieder ganz gut vertragen
können.

Die meisten Betroffenen sollten vollfette Milchprodukte wie Vollmilch, Sahne, Milcheis und Butter mindestens so lange meiden, bis sie ihre Verdauung wieder im
Griff haben. Allerdings wird vielfach die geklärte Butter,
das sogenannte *ghee,* sehr gut vertragen. In kleinen
Mengen genossen kann Ghee sogar beruhigend auf den
Verdauungstrakt einwirken. Bezugsquellen für Ghee, sowie eine Anleitung, wie man es selbst herstellen kann,
finden Sie ebenfalls am Ende des Buches im Kapitel
»Rezepte«.

Im Ayurveda wird vom Verzehr von Gurken, grünen
Blattgemüsen wie Spinat und Kohl, von Rosenkohl und
Sprossengemüsen aller Art, sowie von Trauben abgeraten.
Auch Tiefkühlkost und ölige und fettige Speisen sind
schwer verdaulich und sollten daher gemieden werden.

Da Koffein sowohl das Vata wie auch das Pitta reizt, ist
es ratsam, Kaffee, Tee, Kakao und koffeinhaltige Erfri-
schungsgetränke zu meiden. Auch kohlesäurehaltige Er-
frischungsgetränke jeder Art reizen den Verdauungstrakt.
Das Gleiche gilt für Alkohol und Zigaretten.

Für die Entscheidung, welche Nahrungsmittel Sie verwenden sollten, gilt der Grundsatz: Je frischer, desto besser. Aber denken Sie daran, daß frisch nicht unbedingt gleichbedeutend ist mit roh. Sie sollten vor allem frisch zubereitete, ausgeglichene und gehaltvolle Speisen auf den Tisch bringen, viel gedünstetes Gemüse und Vollkorngerichte. Meiden Sie nach Möglichkeit Fertiggerichte und solche Nahrungsmittel, die chemische Zusätze und Konservierungsmittel enthalten.

Getreide

Reis, Gerste, Mais, Hirse, Buchweizen und Roggen sind bestens geeignet. Man sollte Getreide nicht süßen und möglichst Produkte aus biologisch-dynamischem Anbau verwenden.

Honig

Honig ist das ideale Süßmittel, auch brauner Zucker kann in kleinen Mengen Verwendung finden. Im Ayurveda wird vom Kochen mit Honig oder vom Erhitzen von Honig unbedingt abgeraten, weil das seine innere Struktur verändert und die Wirkung ins Giftige umschlagen läßt.

Obst

Äpfel, Birnen und Orangen können in Ihrer Kost durchaus enthalten sein, wobei Granatäpfel bei der Behandlung von nervösen Verdauungsbeschwerden ganz besonders zu empfehlen sind. Diese herb schmeckenden Früchte lindern Verkrampfungen und Durchfälle, die bei nervösen Verdauungsbeschwerden häufig auftreten.

Lassi

Dieses traditionelle ayurvedische Getränk ist sehr bekömmlich. Es kann mühelos aus Joghurt und Wasser hergestellt werden. Lassi ist nahrhaft und wirkt beruhigend auf den gesamten Magen-Darm-Trakt ein. Sie können es zum Mittagessen trinken, als Zwischenmahlzeit am Nachmittag oder wann immer es Ihnen paßt. Bei richtiger Zubereitung empfinden es die meisten Menschen als sehr wohlschmeckend.

Am Ende des Buches im Kapitel »Rezepte« finden Sie die Anleitung für die Zubereitung eines Lassi-Getränks, das besonders bei nervöser Verdauung zu empfehlen ist.

Ballaststoffe

In den letzten Jahren ist eine ballaststoffreiche Ernährung zu einem Bestandteil der Behandlung und Vorsorge bei vielerlei Gesundheitsstörungen geworden. Aus diesem Grund wollen wir uns etwas ausgiebiger mit diesem Thema beschäftigen.

Unser heutiges Interesse an den Ballaststoffen begann mit den Untersuchungen, die D. P. Burkett in Afrika durchgeführt hat. Er stellte fest, daß die traditionell lebenden Afrikaner täglich etwa dreimal soviel Exkremente produzierten, wie der Durchschnittsengländer. Gleichzeitig fand er heraus, daß in der afrikanischen Bevölkerung Krankheiten wie Blinddarmentzündung, Dickdarmkrebs, Divertikulitis, Eingeweidebrüche und andere Erkrankungen im Bauchbereich wesentlich seltener auftreten als in der Industriegesellschaft.

Burkett kam zu der Auffassung, daß dies mit dem wesentlich größeren Ballaststoffgehalt zu erklären war, den die Ernährung der traditionellen Afrikaner aufweist. Entsprechend haben neuere Untersuchungen den Zusammenhang zwischen ballaststoffarmer Ernährung und Störungen des Magen-Darm-Trakts nachgewiesen, die das gesamte Spektrum von Verstopfung bis hin zum Dickdarmkrebs umfassen.

Obwohl Ballaststoffe in der medizinischen Fachwelt und bei Laien gleichermaßen zum Schlagwort geworden sind, ist in manchen Industriestaaten die täglich aufgenommene Menge an Ballaststoffen immer noch nicht einmal halb so groß wie in den meisten sogenannten unterentwickelten Ländern. Die Menge liegt zudem deutlich unter dem Wert, der von Krebsforschern empfohlen wird.

Der Verbrauch von Ballaststoffen ist möglicherweise deshalb so gering geblieben, weil es dafür Ersatzstoffe gibt. Zwar geben die Ärzte ihren Patienten lange Listen mit ballaststoffreichen Nahrungsmitteln mit nach Hause, aber die meisten Leute weichen auf künstliche Ballaststoffe aus, um so einer grundsätzlichen Änderung ihrer Eßgewohnheiten aus dem Weg zu gehen. Da diese Ersatzstoffe nach so gut wie gar nichts schmecken und als Nahrungsmittel völlig reizlos sind, sind sie in der Regel auch schnell wieder vom Tisch.

Die ayurvedische Lehre besagt aber, daß wir die Ballaststoffe, wie alle anderen Nahrungsbestandteile auch, in Form von vollwertigen Nahrungsmitteln zu uns nehmen müssen und nicht als Ersatzstoff. Sobald eine Substanz aus ihrem natürlichen Umfeld herausgelöst und zu Pillen oder Pulver verarbeitet worden ist, ist es schlichtweg unmöglich, in den Genuß ihres vollen Nährwerts zu kommen.

Fleisch

Früher hielt man eine vegetarische Ernährungsweise für eine Marotte, und ihre Anhänger galten als etwas wunderlich. Heute allerdings wird die vegetarische Ernährung von vielen Ernährungswissenschaftlern als der beste Weg zu Gesundheit und langem Leben empfohlen.

Im Ayurveda war der Nutzen einer fleischlosen Ernährung schon immer bekannt, aber Sie müssen deshalb nicht unbedingt sofort zum Vegetarier werden, damit ayurvedische Verhaltensweisen und Techniken bei Ihnen anschlagen können. Da in der Ernährung der meisten Amerikaner und Europäer der regelmäßige Verzehr von Fleisch eine wichtige Rolle spielt, kommt es im Gegenteil darauf an, daß eine Möglichkeit gefunden wird, dieser Tatsache gerecht zu werden. Der Aurveda ist deshalb weit davon entfernt, Ihnen nahezulegen, Ihre möglicherweise schon seit Jahrzehnten gepflogene Ernährungsweise schlagartig und drastisch umzustellen. Veränderungen sollten vielmehr allmählich und in vernünftiger Weise vollzogen werden. Sie brauchen sich also keineswegs den Entschluß abzuringen, umgehend Vegetarier zu werden, aber ich möchte Ihnen vorschlagen, den Anteil von frischem Obst und Gemüse und Körnern an Ihrer Ernährung zu erhöhen und gleichzeitig den Fleischanteil zu verringern. Für den Anfang genügt es, wenn Sie nicht mehr so oft Gerichte mit rotem Fleisch von Rind und Schwein essen und statt dessen Hühnchen und Fisch verzehren.

Legen Sie als nächstes jede Woche ein oder zwei Tage mit rein vegetarischer Kost ein. Sie sollten unbedingt darauf achten, daß Ihre vegetarischen Mahlzeiten gut ausgewogen, vollwertig und ansprechend sind. Es gibt eine ganze Reihe von ausgezeichneten vegetarischen Kochbüchern, die Ihnen dabei behilflich sein können.

WAS IST GUT FÜR WELCHES DOSHA?

Von den obigen Ratschlägen kann jeder profitieren, aber
wenn Sie Ihren ayurvedischen Konstitutionstyp in Rech-
nung stellen, können Sie die Auswahl Ihrer Nahrungsmittel noch besser auf Ihre eigenen Bedürfnisse ausrichten.
Falls Sie vor allem an Verstopfung leiden und nicht mit
anderen nervösen Verdauungsbeschwerden zu kämpfen haben, dürfte Ihnen eine Vata-regulierende Ernährungsweise
gut bekommen, wie sie am Ende dieses Kapitels erläutert
wird. Beachten Sie bitte, daß diese Ernährungsweise relativ
schwere Nahrungsmittel keineswegs ausschließt, denn Vata
ist von Natur aus leicht. Die Vata-Diät hat auch nichts gegen Milchprodukte einzuwenden. Ebensowenig verbietet
Sie Speiseöl, denn die austrocknende Eigenschaft von Vata
ist eine verbreitete Ursache von Verstopfung.

Eine Pitta-regulierende Ernährung ist bei Ihnen ange-
zeigt, wenn Sie vorwiegend dünnflüssigen Stuhlgang haben und häufig zur Toilette gehen müssen. Dabei spielt es
keine Rolle, ob Sie Leibschmerzen haben oder nicht.
Vielleicht ist auch eine Kapha-regulierende Diät das
Richtige für Sie. Wenn Sie unsicher sind, welche Ernährung in Ihrem Fall die beste ist, sollten Sie zunächst zwei
Monate lang die bisherigen Anweisungen aus diesem Kapitel befolgen. Falls Sie dann keine befriedigende Besse-
rung feststellen, können Sie es je nach Ihren Symptomen
und Ihrem Konstitutionstyp mit einer der drei folgenden
Ernährungsweisen versuchen, die jeweils auf ein spezielles Dosha abgestellt sind.

Die Regulierung von Vata

1. Vorzugsweise warme, gehaltvolle und fetthaltige Speisen, aber wenig kalte, trockene und derbe Speisen

2 Vorzugsweise süße, saure und salzige Speisen, aber
   wenig scharf gewürzte, bittere und herbe Speisen
3. Essen Sie ruhig viel auf einmal, aber nicht mehr, als
   die Verdauung bequem bewältigen kann.

Besondere Empfehlungen

Milchprodukte: Alle Milchprodukte beruhigen Vata.

Süßungsmittel: Bei maßvoller Verwendung beruhigen alle
   Süßungsmittel das Vata.

Öl: Alle Öle wirken Vata-dämpfend.

Getreide: Reis und Weizen sind sehr gut. Eingeschränkt
   werden sollen: Gerste, Mais, Hirse, Buchweizen, Roggen und Hafer.

Obst: Bevorzugen Sie süße, saure und gehaltvolle Früchte
   wie Orangen, Bananen, Avocados, Trauben, Kirschen,
   Pfirsiche, Melonen, Beerenobst, Pflaumen, Ananas,
   Mangos und Papayas. Reduzieren Sie den Verzehr von
   herbem Obst wie Äpfeln, Birnen, Granatäpfeln und
   Preiselbeeren.

Gemüse: Rote Bete, Gurken, Möhren, Spargel und Süß-
   kartoffel sind gut. Sie sollten aber gegart und nicht roh
   verzehrt werden. Die folgenden Gemüsesorten sind als
   Kochgemüse in mäßigen Mengen unbedenklich, besonders wenn sie mit Ghee oder Öl und mit Vata-redu-
   zierenden Gewürzen und Kräutern zubereitet werden:
   Erbsen, Brokkoli, Blumenkohl, Sellerie, Zucchini und
   grüne Blattgemüse. Kohl sollte man besser meiden.

Gewürze: Kardamom, Kreuzkümmel, Ingwer, Zimt, Salz,
   Nelken, Pfefferkörner und schwarzer Pfeffer sind gut.

Nüsse: Alle Nußsorten sind gut.

Bohnen: Essen Sie wenig Bohnen und Bohnenprodukte,
   außer dem Sojabohnenprodukt Tofu und Mungbohnensuppe.

Fleisch und Fisch (für Nichtvegetarier): Huhn, Puter und Meeresfrüchte sind in Ordnung. Rindfleisch sollte gemieden werden.

Die Regulierung von Pitta

1. Vorzugsweise kühle Kost, aber wenig trockene und heiße Speisen
2. Vorzugsweise süße, bittere und herbe Speisen, aber wenig stark gewürzte, salzige oder saure Speisen

Besondere Empfehlungen

Milchprodukte: Milch, Butter und Ghee beruhigen das Pitta. Reduzieren oder meiden Sie den Verzehr von Joghurt, Käse, Sauerrahm und Buttermilch, die durch ihren Säuregehalt das Pitta reizen.

Süßmittel: Außer Honig und Sirup können sämtliche Süßmittel verwendet werden.

Öl: Das Öl von Oliven, Sonnenblumen und Kokos ist am besten geeignet. Verwenden Sie wenig oder kein Sesam-, Mandel- und Maisöl. Diese Öle steigern das Pitta.

Getreide: Weizen, polierter Reis, Gerste und Hafer sind die geeignetsten Getreidesorten. Essen Sie wenig Mais, Roggen, Hirse und Naturreis.

Obst: Bevorzugen Sie süße Obstsorten wie Trauben, Kirschen, Melonen, Beeren, Avocados, Kokosnuß, Granatäpfel, Mangos und vollreife Orangen, Ananas und Pflaumen. Meiden Sie saure Früchte wie Grapefruit, Oliven, Papayas, Khakis sowie saure, nicht durchgereifte Orangen, Ananas und Pflaumen.

Gemüse: Zuträgliche Gemüsesorten sind Spargel, Gurken, Kartoffeln, Süßkartoffeln, Kürbis, Brokkoli, Blu-

menkohl, Sellerie, Okra, Blattsalate, Bohnen, grüne
Bohnen, Zucchini und grüne Blattpflanzen wie Kopf-
salat. Meiden Sie Pepperoni, Tomaten, Möhren, Rote
Bete, Zwiebeln, Knoblauch, Radieschen, Spinat und
Senfblätter.

Bohnen: Meiden Sie Bohnen generell, außer dem Sojabohnenprodukt Tofu und Mungbohnensuppe.

Gewürze: Zimt, Koriander, Kardamom und Fenchel sind
gut. Die folgenden Gewürze heizen das Pitta an und
sollten nur in geringem Umfang verwendet werden:
Ingwer, Kreuzkümmel, schwarzer Pfeffer, Bockshornkleesamen (Fenugreek), Nelken, Selleriesamen, Salz,
Pfefferkörner. Pepperoni und Cayennepfeffer sollten
überhaupt nicht verwendet werden.

Fleisch und Fisch (für Nichtvegetarier): Huhn, Fasan und
Puter sind vorzuziehen. Rindfleisch, Meeresfrüchte
und Eidotter verstärken das Pitta und sollten deshalb
gemieden werden.

Die Regulierung von Kapha

1. Vorzugsweise leichte, trockene und warme Speisen,
   aber wenig schwere, fette und kalte Speisen
2. Vorzugsweise pikante, bittere und herbe Speisen, aber
   wenig Süßes, Salziges und Saures

Besondere Empfehlungen

Milchprodukte: Wenig oder keine Milchprodukte, außer
entrahmter Milch.

Obst: Leichte Obstsorten wie Äpfel und Birnen sind am
besten geeignet. Verzehren Sie wenig schweres und
saures Obst wie Orangen, Bananen, Ananas, Feigen,
Datteln, Avocados, Kokosnuß und Melonen.

Süßmittel: Honig ist ein ausgezeichneter Kapha-Dämpfer. Meiden Sie aber sämtliche zuckrigen Naschereien. Süßigkeiten sind Kapha-Verstärker.

Bohnen; Alle Bohnen, aber keinen Tofu.

Nüsse: Möglichst wenig.

Getreide: Die meisten Getreidesorten sind gut für Kapha. Das gilt besonders für Gerste und Hirse. Weniger gut geeignet sind Weizen und Reis.

Gemüse: Sämtliche Sorten, außer Tomaten, Gurken und Zucchini, Süßkartoffeln

Gewürze: Zimt, Koriander, Kardamom und Fenchel sind empfehlenswert. Die folgenden Gewürze sind ein starker Reiz für Kapha und sollten nur sparsam verwendet werden: Ingwer, Kreuzkümmel, schwarzer Pfeffer, Bockshornkleesamen (Fenugreek), Nelken, Selleriesamen, Salz, Senfkörner. Gemieden werden sollen Pepperoni und Cayennepfeffer.

Fleisch und Fisch (für Nichtvegetarier): Das weiße Fleisch von Huhn und Puter und Seefisch, bzw. Meeresfrüchte; möglichst wenig rotes Fleisch

DIE REIHENFOLGE DER SPEISEN BEI DEN MAHLZEITEN

Bevor wir das Gebiet der Ernährung verlassen, müssen wir uns noch mit einem letzten wichtigen Punkt beschäftigen, nämlich damit, *wie* Sie Ihre Mahlzeiten zu sich nehmen sollten. Im vorigen Kapitel habe ich Ihnen bereits empfohlen, für einen ruhigeren, leiseren und gemesseneren Ablauf Ihrer Mahlzeiten zu sorgen. Darüber hinaus gibt es noch eine weitere Verhaltensweise, die bei der Bekämpfung von nervösen Verdauungsbeschwerden eine große Hilfe sein kann. Hierauf bezog sich meine weiter oben angeführte Bemerkung über die Reihenfolge, in der die sechs Geschmacksrichtungen in den Magen gelangen sollten.

Bei dieser Methode muß man die Speisen einer Mahlzeit jeweils einzeln und in einer bestimmten Abfolge verzehren. Diese Abfolge-Diät kann bei nervösen Verdauungsbeschwerden vor allem aus zwei Gründen nützlich sein. Erstens hat die Verdauung ein kleines bißchen weniger Arbeit, wenn man die Speisen einzeln verzehrt. Und zweitens erleichtert es dem Körper die Verdauungsarbeit um ein weiteres, wenn man die Speisen annähernd in der Reihenfolge ißt, wie sie anschließend auch verdaut werden. Die Abfolge-Diät ist daher vor allem eine Ama-reduzierende Methode, denn Ama ist das Resultat einer unvollständigen Verdauung.

Ein einfaches Beispiel soll deutlich machen, worum es hier geht, und es zeigt auch, wie das Agni als »Verdauungsfeuer« zu verstehen ist.

Stellen Sie sich vor, Sie würden ein Feuer schüren und hätten soeben genügend Holz nachgelegt, um dem Feuer für eine ganze Weile Nahrung zu geben – und dann kommt plötzlich jemand daher und kippt Ihnen eine ganze Fuhre von dicken Knüppeln auf Ihr Feuerchen. Das Feuer wird mit ziemlicher Sicherheit unter all dem Brennstoff ersticken.

Ein üppiger Nachtisch, den man am Ende einer Mahlzeit verdrückt, entspricht jener Fuhre Brennholz, die in ein Feuer gekippt wird, das gerade auflodern will. Wenn wir essen, bis wir eigentlich satt sind und dann noch etwas Süßes und schwer Verdauliches als letzten Gang obendrauf legen, kann es nicht ausbleiben, daß Ama erzeugt wird.

Aus diesem Grund weise ich darauf hin, daß es bekömmlicher ist, eine Süßspeise schon zu Beginn einer

Mahlzeit zu essen und nicht erst hinterher. Sie werden feststellen – was viele Kinder schon längst wissen –, daß es angenehm ist, den Nachtisch vorher zu essen. Falls Sie nach dem Essen immer noch Lust auf etwas Süßes haben, sollten Sie mit einem Stück Obst vorlieb nehmen.

Die tägliche Hauptmahlzeit sollte das Mittagessen sein. Machen Sie sich deshalb klar, daß es gerade bei dieser Mahlzeit darauf ankommt, die richtige Speisenfolge einzuhalten. Selbst wenn Sie nun etwas mehr essen als gewöhnlich, wird Ihre Verdauung bei dieser Methode in aller Regel problemlos mitspielen.

6 DIE BEDEUTUNG DER GEFÜHLE

Die Einwirkung der Gefühlswelt auf den Darm stellt bei einer nervösen Verdauung einen der wichtigsten Störfaktoren dar. Die meisten Betroffenen werden sehr schnell zu dieser Erkenntnis gebracht – von ihrem Arzt, aber nicht zuletzt auch durch die eigene schmerzhafte Erfahrung. Es steht völlig außer Zweifel, daß seelische Belastungen, ungute Gefühle und der Druck von unangenehmen Situationen bei der Entstehung und Verschlimmerung einer nervösen Verdauung und anderer Beschwerden des unteren Verdauungstraktes eine entscheidende Rolle spielen.

Das Wissen um diese Tatsache wirft jedoch wesentlich mehr Fragen auf, als es beantwortet. Wie kann es dazu kommen, daß Gefühle – die uns vielleicht noch nicht einmal bewußt sind – diese ebenso deutlichen wie unangenehmen *körperlichen* Beschwerden hervorrufen? Das ist in der Tat höchst merkwürdig.

Viele Ärzte sprechen bei einer nervösen Verdauung von »psychosomatischen Beschwerden« und pflegen diese Diagnose mit der wenig trostreichen Bemerkung zu versehen, daß diese »Geschichten« zwar nicht besonders ernst oder gar lebensgefährlich seien, aber leider unheilbar. Der Patient wird also, mit anderen Worten, seinem Schicksal überlassen.

Bei dem Wort »psychosomatisch« stellt sich bei vielen die Vorstellung ein, daß irgend etwas im Kopf nicht

stimmt. Aber wenn dem so ist, warum tut es dann im
Bauch so weh?

Um diese Frage zu beantworten, ist es nötig, tief in die
größten Geheimnisse des menschlichen Organismus ein-
zudringen. Wir müssen die Struktur dieses Organismus
als Netzwerk zu begreifen lernen – wir müssen das Muster verstehen, nach dem uns Mutter Natur zusammenge-
fügt hat.

Auf einer weniger abstrakten Ebene heißt das, daß wir
das Zusammenwirken der vielfältigen chemischen Boten-
stoffe enträtseln müssen, die speziell in unserem Gehirn,
aber auch überall sonst in unserem Organismus produziert werden und von denen alle unsere Gedanken und
Gefühle sowie sämtliche Körperfunktionen beeinflußt
werden.

IHRE HARMONISCHE AUSGEGLICHENHEIT

Wir wollen mit unserer Untersuchung an der gleichen
Stelle beginnen, an der auch die alten Lehrer des Ayurveda angesetzt haben, nämlich bei der Frage nach der
Gesundheit des Menschen: Ist es denn unumgänglich,
daß wir krank und alt werden?

Die Antwort der Alten war ein entschiedenes *Nein*!

Die alten Weisen wußten, daß wir gegen jegliche
Krankheit gefeit sind, wenn es uns gelingt, die inneren
Kräfte untereinander und mit der Umwelt in einen har-
monischen Einklang zu bringen. Dies wäre wahrhaftig
der Zustand der vollkommenen Gesundheit. Aber wie
kann man das in unserer Alltagswelt verwirklichen?

Vollkommene Gesundheit setzt vollkommene Ausgeglichenheit voraus. Wenn es nicht zu Störungen kommen
soll, muß sich der Organismus in seinem natürlichen

Gleichgewicht befinden. Sofern es schon zu Störungen gekommen ist, die behandelt werden sollen, müssen wir zuerst die Unausgeglichenheiten beseitigen, die der Störung ursächlich vorausgegangen sind.

In diesem Kapitel werden wir uns vor allem damit beschäftigen, wie die Ausgeglichenheit wieder hergestellt werden kann, um auf diese Weise jene beunruhigenden Gefühle und unguten Gedanken in den Griff zu bekommen, die das Entstehen einer nervösen Verdauung und von Darmkrankheiten ganz allgemein begünstigen. Außerdem werden wir ein paar Methoden kennenlernen, die dazu geeignet sind, auf der grundlegendsten Ebene unseres Seins Harmonie einkehren zu lassen.

In der westlichen Welt haben wir unser Augenmerk seit Jahrhunderten weniger auf die Gesundheit und den Zustand der physiologischen Ausgeglichenheit gerichtet als vielmehr auf das Kranksein und das Sterben. Darin liegt aber in erster Linie eine Aussage über unsere *Einstellung* zum Leben – über das grundlegende Wesen des Lebens selbst ist damit überhaupt noch nichts gesagt. Das Leben ist in Wahrheit unglaublich anpassungsfähig, und die lebenserhaltenden Kräfte sind mindestens ebenso stark wie die Kräfte, die am Leben zehren.

Wenn man mitten in der Innenstadt einer umweltbelasteten Metropole einen Nadelbaum pflanzt, dann wird er dort vielleicht ein Alter von 50 Jahren erreichen. Auf dem Land könnte er vielleicht 200 oder 300 Jahre älter werden, und wenn er in den Rocky Mountains stünde, könnte er möglicherweise 1000 Jahre oder mehr überdauern. Welches Alter entspricht nun der »natürlichen« Lebensdauer des Baumes?

Das Alter, das er erreicht, hängt ganz und gar von seiner jeweiligen Situation ab. Stets sind Kräfte am Werk, die die Erhaltung des Baumes fördern, während gleich-

zeitig andere auf sein Ende hinarbeiten. Wie das Schicksal des Baumes letztlich aussieht – ob er ein geringes oder
ein hohes Alter erreicht – ergibt sich aus dem Kräftever-
hältnis der positiven zu den negativen Einflußgrößen.

Was für Bäume gilt, gilt auch für Tiere. Wenn man sich
die Mühe macht, die Kalorienaufnahme und die Körpertemperatur einer Maus im Laboratorium sorgfältig auf
dem optimalen Wert zu halten, kann die Maus zwei- bis
dreimal so alt werden, als es sonst der Fall wäre. Eine
andere Maus, die ungewöhnlich hohem Streß ausgesetzt
wird, dürfte dagegen mit hoher Wahrscheinlichkeit schon
nach ein paar Wochen sterben .

Das Interessante ist, daß die inneren Organe der beiden Mäuse zum jeweiligen Zeitpunkt ihres Todes um das
gleiche Maß gealtert sind. Der Verschleiß von Herz, Leber und Nieren ist der gleiche, obwohl die erste Maus
vielleicht fünfzigmal länger gelebt hat als die zweite.

Der Mensch kann sich seinen Lebensraum aussuchen
und gestalten. Dadurch erhält unsere mögliche Lebensdauer eine große Bandbreite. Während in den Tagen des
Römischen Reiches die durchschnittliche Lebenserwar-
tung ungefähr 28 Jahre betrug, wird sie im Jahr 2000 nach
Meinung vieler Fachleute bei einem gesunden Amerikaner oder Westeuropäer etwa 90 Jahre erreicht haben.
Das ist eine gewaltige Entwicklung. Sie ist ein beredtes
Zeugnis für den gesellschaftlichen Fortschritt und zeigt
auch die biologische Anpassung an eine von der Zivilisation geprägte Umwelt.

Die Steuerungszentrale für diese Anpassung liegt in
der Erbsubstanz, die in jeder einzelnen der 30 Billionen
Zellen enthalten ist, aus denen sich unser Organismus zu-
sammensetzt. Wenn man von der Lebensdauer eines
Menschen spricht, müßte man eigentlich von den vielen
verschiedenen Lebensdauern der einzelnen Zellarten des

menschlichen Organismus sprechen. Wie Sie sich erinnern, lebt eine Magenschleimhautzelle gerade ein paar
Tage, eine Hautzelle lediglich zwei Wochen, ein rotes
Blutkörperchen vielleicht zwei oder drei Monate – und
dann gibt es Zellarten im Herz und im Gehirn, die offensichtlich während der gesamten Lebensdauer des Organs
nicht ein einziges Mal erneuert werden.

Das Erstaunlichste an diesen vielfältigen Lebensdauern dürfte die Tatsache sein, daß sie von der längsten bis
zur kürzesten durch ein und dieselbe Erbsubstanz – die
Desoxyribonukleinsäure, abgekürzt DNS – gesteuert werden. Irgendwie ist unsere DNS in der Lage, alle erdenklichen spezialisierten Zellarten entstehen zu lassen, die
jeweils ihre ganz eigene Funktion und Lebensdauer auf-
weisen.

Das bedeutet, daß zwischen Gehirnzellen und Haut-
zellen genetisch kein Unterschied besteht, obwohl die einen viel länger leben als die anderen. Noch nicht einmal,
wenn man die jeweiligen Zellarten selbst untersucht, ist
es möglich festzustellen, welche Zellart kurz- und welche
langlebig ist: Die Neuronen unseres Gehirns leben so
lange wie wir selbst, und trotzdem gibt es so gut wie keinen Unterschied zwischen ihnen und den geruchsemp-
findlichen Zellen in unserer Nasenschleimhaut, die alle
paar Wochen erneuert werden.

Bei der offenkundig gewaltigen Anpassungsfähigkeit
des Lebens kann man durchaus ernsthaft die Frage stellen, wieso wir nicht ein viel längeres und von Krankheiten
unbehelligtes Leben haben. Der Ayurveda gibt uns die
Antwort, wie sich uns genau diese Möglichkeit eröffnet,
wenn wir lernen, mit all den verschiedenen Kräften, die
in und um uns herum am Werk sind, so umzugehen, daß
ihr Gleichgewicht gewahrt bleibt.

Das ist keineswegs besonders schwer. Wir brauchen

nichts anderes zu tun, als unserem fundamentalen Streben nach Wachstum und Gesundheit nachzugeben – dem
Streben nach Gleichgewicht, das jeder einzelnen Zelle
unseres Organismus innewohnt. Für einen Zustand, bei
dem sich alles in einem optimal ausgewogenen Gleichgewicht befindet, hat die westliche Wissenschaft die Bezeichnung »Homöostase« gefunden.

Im Ayurveda wurde dieses grundsätzliche Streben der
Natur nach dem Ausgleich der Gegensätze und nach
Gleichgewicht schon vor Tausenden von Jahren erkannt.
Dennoch ist es den meisten Menschen bis zum heutigen
Tage weitgehend unbekannt, daß zwischen ihrer Gesundheit und der Wahrung ihres seelischen Gleichgewichts ein
Zusammenhang besteht. Nur allzu oft können jene Kräfte
die Oberhand gewinnen, die das Gleichgewicht stören
und sich gegen die Gesundheit richten, und der Körper
muß sich vor dem Ansturm der krankmachenden Kräfte
geschlagen geben.

Wenn wir wirklich wüßten, wie wir es anzustellen haben, daß bei der Gestaltung unseres Lebens auf allen
Ebenen unseres Organismus ein ungestörtes Gleichgewicht gewahrt bleibt, gäbe es nichts, was unserem inneren
Wachstum irgendwelche erkennbaren Grenzen setzen
könnte. Im Ayurveda wird großer Wert auf die fundamentale Erkenntnis gelegt, daß dieses Wachstum im Plan der
Natur ganz automatisch angelegt ist. Es ist unseren Zellen einprogrammiert. Um in seinen Genuß zu kommen,
brauchen wir nur bis zur Quelle des ruhigen Stroms der
Intelligenz vorzudringen. Das ist in Wahrheit das letzte
Geheimnis, mit dem wir uns die vollkommene Gesundheit schaffen können.

Wie aber läßt sich auf dieser Grundlage ein praktischer
Ansatz finden, der auf dem Weg über die Beziehung von
Körper und Geist bei körperlichen Fehlfunktionen, wie

zum Beispiel bei einer nervösen Verdauung, Abhilfe schaffen kann? Die Antwort auf diese Frage ergibt sich, sobald man das Prinzip des inneren Gleichgewichts in all seiner Tiefe verstanden hat.

Um unser inneres Gleichgewicht zu gewährleisten, müssen wir uns auf die Vielzahl der einzelnen Elemente unseres Körpers konzentrieren, aber gleichzeitig auch auf unseren Organismus in seiner Gesamtheit.

Betrachten Sie einmal zum besseren Verständnis des Ganzen Ihre Hand. Die Finger entsprechen den einzelnen Bestandteilen des Körpers, während der Handteller die Wurzel wäre, die den Organismus zu einer Gesamtstruktur verknüpft. Unser Körper ist genau nach diesem Muster aufgebaut. Er umfaßt eine unendliche Vielzahl von Aspekten, deren Vernetzung durch den Urgrund der sinnstiftenden Intelligenz gewährleistet wird.

Da sämtliche Finger sich in der Handfläche vereinigen, wird jegliche Empfindung, die ein Finger hat, auf die gesamte Hand ausstrahlen – aber eine Empfindung, die direkt von der Handfläche ausgeht, wäre weitaus fundamentaler, da die Handfläche sozusagen die »Wurzel« der ganzen Hand ist. Das wechselseitige Prinzip ist eigentlich recht einfach: Wir bringen den Körper in seiner Gesamtheit ins Gleichgewicht, indem wir in seinen einzelnen Bestandteilen für Gleichgewicht sorgen – und wir bringen seine einzelnen Teile ins Gleichgewicht, indem wir dem Körper auf seiner tiefsten Ebene Stabilität verleihen.

WIE SIE IHR GLEICHGEWICHT FINDEN KÖNNEN

Das Gleichgewicht ist der Schlüssel zu allem – deshalb möchte ich Ihnen an dieser Stelle ein paar Hinweise geben, wie Sie dieses Gleichgewicht von der Wurzel Ihrer

Existenz her erzeugen können. Machen Sie den Anfang mit einer Haltung, die im Ayurveda »Selbstbezogenheit« genannt wird. Das soll nichts anderes heißen, als daß man nach innen blickt, in sich selbst schaut, um dort die Richtschnur für sein Verhalten und seine Handlungen zu gewinnen.

In unserer Gesellschaft findet man diese Haltung sehr selten. Meistens trifft man auf »Objektbezogenheit«. Das ist jene Haltung, bei der die Richtschnur für das Verhalten durch Faktoren bestimmt wird, die außerhalb des jeweiligen Individuums angesiedelt sind. Wenn wir uns von der fremdbestimmten Objektbezogenheit lösen wollen und zu einem autonomen »selbstbezüglichen« Verhalten gelangen wollen, müssen wir lernen, unsere inneren Signale nicht zu übergehen.

Bei diesen Signalen handelt es sich in einem ganz engen Sinn um Botschaften, die uns unser Organismus zukommen läßt, um uns zu zeigen, in welche Richtung es geht, wenn wir uns auf die vollkommene Gesundheit zubewegen wollen.

Die Natur benötigt dazu lediglich zwei verschiedene Signale – Lust und Unlust –, die sich körperlich und auch rein seelisch-psychisch manifestieren können.

Wenn Sie mit sich und der Welt vollkommen eins sind, sind Sie auf sich »selbst bezogen«. Ihr Verhalten bewegt sich in dem Fahrwasser, das durch die Signale aus dem Innenleben Ihres Körpers markiert ist. Ein solches Verhalten zieht natürlich nicht nur den Erfolg auf der materiellen Ebene nach sich, es schafft auch Ausgeglichenheit und Gleichgewicht auf der tiefsten Ebene des Seins.

Wenn Ihnen Gefühle wie Furcht, Angst, Kummer oder Wut zu schaffen machen, sollten Sie das als Hinweis darauf verstehen, daß Sie »außer sich« geraten sind und daß

Ihr Verhalten ins Fahrwasser der »Objektbezogenheit« geraten ist.

Man darf das allerdings nicht mit dem plötzlichen Adrenalinstoß verwechseln, den wir unter der Bezeichnung »Fluchtreflex« kennen. Unter bestimmten bedrohlichen Bedingungen kann der Fluchtreflex eine echte Überlebensgarantie darstellen. Aber »objektbezogenes«, fremdbestimmtes Verhalten hat seine Wurzel in Frustrationen und verdrängten Kränkungen. Einem solchen Verhalten bleibt nicht nur auf der materiellen Ebene der Erfolg versagt, es wirkt sich auch im Organismus rundherum schädlich aus.

Natürlich ist niemand vor negativen Gefühlen gefeit, aber man kann einiges tun, um sich aus der Umklammerung durch diese Gefühle zu befreien und wieder den Weg zum wahren Selbst zurück zu finden. Dazu muß man sich der Tatsache bewußt werden, daß jegliches Gefühl gleichzeitig als geistige und als körperliche Empfindung auftritt. Jedes Gefühl, ob stark oder schwach, hat diese beiden Komponenten, denn jeder geistige Impuls ist auch von einem körperlichen Impuls begleitet.

Sobald ein Gefühl Sie zu überschwemmen droht, sollten Sie versuchen, Ihre Aufmerksamkeit auf die körperliche Begleitkomponente Ihrer Empfindung zu lenken. Wenn Sie ärgerlich werden, sollten Sie einen Moment innehalten und Ihrer Aufmerksamkeit die Gelegenheit geben, Ihren Körper auf seine Empfindungen abzuhorchen. Schließen Sie für einen kurzen Moment die Augen. Sie werden feststellen, daß Ihre Aufmerksamkeit sofort in irgendeine bestimmte Körperregion abwandert – vielleicht zu Ihrem Magen oder zum Herz. Lassen Sie Ihr Augenmerk vielleicht eine halbe Minute lang dort ruhen. Sie werden merken, wie das unangenehme Gefühl allmählich abnimmt. Wenn Sie nun die Augen wieder öffnen, wird auch die Gefühlskomponente verschwunden sein.

Mit negativen Gefühlen wird man am besten fertig, indem man ein Bewußtsein aufbaut, das stets so stark in der »Selbstbezogenheit« ruht, daß dem Körper-Geist-System die angemessene Reaktion spontan als eine Art automatischen Reflex zur Verfügung steht. Falls einmal die Bewältigung von belastenden Situationen nicht ohne negative Gefühle abgeht, können Sie sich in die Rolle eines unbeteiligten Beobachters begeben, der tief in sich sein unerschütterliches inneres Gleichgewicht wahrt.

Einer der besten Wege, um dorthin zu gelangen, ist die Meditation. Zeitgenössische Untersuchungen aus den USA haben das bestätigt, aber es entspricht auch dem Erfahrungsschatz vieler Generationen aus anderen Teilen der Welt. Meditation kann in vielerlei Formen ausgeübt werden. Bei manchen Meditationsformen werden sogenannte *mantras* verwendet. Das sind Klänge, durch deren fortwährende leise oder laute Wiederholung das Bewußtsein erweitert werden kann.

Diese Laute und Klänge sind keine Worte im herkömmlichen Sinn. Sie sind auch keine Bezeichnungen für reale Gegenstände, so wie etwa das Wort »Hund« die Bezeichnung für einen Vierbeiner ist. Die geistige Tiefenwirkung von Mantras ist gewaltig. Sie erzeugen auf einer tiefliegenden geistigen Ebene einen Widerhall, wo der Klang als solcher eine Bedeutung trägt und mit Sprache nichts mehr zu tun hat. Mantras sind etwas, das man am besten als grundlegende und ursprüngliche Urklänge bezeichnen kann.

Am »Center for Mind/Body Medicine« in Kalifornien veranstalten wir Kurse, bei denen man sich in Urklangmeditation unterweisen lassen kann. Diese Form der Meditation ist aber beileibe nicht die einzige, die großen Nutzen entfaltet. Die Atemmeditation, die im folgenden vorgestellt wird, ist eine sehr einfache, aber auch sehr wirkungsvolle Übung, mit der man Körper und Geist von der Einwirkung und den Folgen negativer Gefühle befreien kann.

Atemmeditation

1. Wählen Sie einen Zeitpunkt, an dem Sie von beruflichen und familiären Verpflichtungen frei sind. Suchen Sie sich einen ruhigen Ort, wo Sie nicht gestört werden können.

2. Setzen Sie sich auf den Boden oder auf einen Stuhl mit einer geraden Rückenlehne. Sammeln Sie sich und schließen Sie die Augen.

3. Fangen Sie die Übung damit an, daß Sie ganz normal und so wie immer aus- und einatmen, aber konzentrieren Sie sich dabei zunehmend auf Ihren Atemvorgang. Versuchen Sie aber nicht, die Atmung auf irgendeine Weise zu beeinflussen und zu steuern. Beobachten Sie lediglich, wie Ihr Atem kommt und geht.

4. Auch wenn sich der Atem beschleunigt oder verlangsamt – oder vielleicht einmal kurz ganz aussetzt –, behalten Sie ihre beobachtende Haltung bei. Widersetzen Sie sich nicht und versuchen Sie auch nicht, Ihren Atem zu unterstützen. Lassen Sie ihn einfach gewähren.

5. Falls Ihre Gedanken zu wandern beginnen – auch dagegen brauchen Sie sich nicht zu sträuben. Warten Sie einfach ab, wie Ihre Konzentration allmählich von ganz allein wieder zu Ihrer Atmung zurückkehrt.

6. Meditieren Sie ungefähr 15 bis 20 Minuten. Bleiben Sie anschließend noch ein paar Minuten mit geschlossenen Augen sitzen, um die Meditation ausklingen zu lassen. Wenn Sie dann die Augen öffnen, können Sie sich wieder Ihrem Alltag zuwenden.

Ein gewisses Maß von ernsthaftem Bemühen ist allerdings erforderlich, wenn man in den Genuß der wohltuenden Wirkung der Meditation kommen will, aber der Aufwand an Zeit und Selbstdisziplin ist durch den Erfolg mehr als gerechtfertigt. Ich möchte Ihnen dringend raten, morgens und abends je 20 bis 30 Minuten für die Atemmeditation abzuzweigen.

Morgens sollte man vor dem Frühstück meditieren. Wenn man sehr hungrig ist, ist es besser, vorher etwas zu essen, um nicht von einem knurrenden Magen abgelenkt zu werden. Vor der Abendmeditation sollte man etwas Abstand zu seinem Arbeitstag gewonnen haben, aber sie sollte noch vor dem Abendessen stattfinden. Sobald Sie die Meditation zu einem Teil Ihres regelmäßigen Tagesablaufs gemacht haben, wird sich jene entspannte Wachheit entwickeln, die das Wesentliche des Meditierens ausmacht.

Die positive Wirkung dieser Erfahrung auf Ihre psychische Belastbarkeit und auf Ihre geistige Befindlichkeit wird Sie den ganzen Tag begleiten, und dies wiederum wird dazu führen, daß viele Ihrer psychosomatischen nervösen Verdauungsbeschwerden allmählich abklingen. Sie werden sich darüber hinaus eine Quelle der Selbstbezogenheit erschließen, die Ihnen auf sämtlichen Gebieten des Lebens unschätzbare Dienste leisten kann.

Es gibt noch ein paar andere Faktoren, die man nicht außer acht lassen sollte, wenn man sich ein ausgeglichenes Seelenleben schaffen und erhalten will. Im Ayurveda kennt man ein bestimmtes Verhalten, das einem »selbstbezüglichen« Leben in hohem Maß abträglich ist – und dem Verdauungstrakt ganz besonders. Diese Handlungsweise könnte das Motto tragen: »Immer nur Streß und Hektik«. Leider ist das auch das Motto, nach dem das Leben von nur allzu vielen Menschen verläuft. Sie hecheln

in völliger »Objektbezogenheit« atemlos von einer Sache
zur anderen und merken gar nicht mehr, was »leben«
eigentlich bedeutet, von Lebensfreude ganz zu schwei-
gen.

DIE DOSHAS UND UNSERE FÜNF SINNE

In einem gewissen Sinn »verdaut« unser Körper unentwegt die Umgebung, in der sich unser Leben abspielt.
Dieser Vorgang vollzieht sich über unsere fünf Sinne.
Wenn der gesamte Organismus ins Gleichgewicht gebracht werden soll, dürfen deshalb die Sinne nicht vergessen werden. Die ayurvedische Musiktherapie, das
gandharva veda, kann ihren Teil dazu beitragen. Durch
bestimmte Klang- und Melodiefolgen wirkt Gandharvaveda ausgleichend auf Körper und Geist und auch auf die
Umgebung, in der wir uns aufhalten.

Es steht zweifelsfrei fest, daß Klänge auf alles Lebendige einen außerordentlich starken Einfluß ausüben können. Untersuchungen an Pflanzen haben ergeben, daß sie
besser gedeihen, wenn man sie mit schöner Musik berie-
selt. Bei lauten und schrillen Klängen ist das Wachstum
weniger gut. Der Zustand der Selbstbezogenheit wird gefördert, wenn man sich vor dem Zubettgehen oder auch
tagsüber, wenn der Streß besonders stark wird, geeignete
Musik anhört. Bezugsquellen für Aufnahmen mit Gandharvaveda Musik sind am Ende dieses Buches angegeben.

Auch der Geruchssinn wird im Ayurveda angespro-
chen, um Ausgleich und Gleichgewicht zu schaffen. Jeder
unserer fünf Sinne ist eigentlich ein spezifisches Wellen-
muster des quantenmechanischen Körpers. Jeder dieser
Wellenlängen, die man auch als eine spezielle »Sprache«

auffassen kann, kommt eine ganz spezifische Wirkung auf die Doshas zu.

Die Sprache der Gerüche und Aromen ist außerordentlich komplex. Der Mensch kann ungefähr 10 000 verschiedene Gerüche unterscheiden. Die in die Nasenschleimhaut eingebetteten Geruchszellen sind direkt mit dem Hypothalamus im Gehirn verbunden. Die Geruchszellen sind eigentlich nichts anderes als Nerven – die einzigen Nerven im ganzen Körper, die unmittelbar mit der Luft in Berührung kommen –, und deren Schutz lediglich aus einem dünnen Schleimüberzug besteht. Es sind auch die einzigen Nerven, die sich immer wieder erneuern, und zwar in einem Abstand von drei Wochen.

Die Tatsache, daß Gerüche direkt an den Hypothalamus weitergeleitet werden, ist von großer Bedeutung, denn diese winzige Hirnregion ist das Regelzentrum für Dutzende von Körperfunktionen, wie Wärmeregulation, Wasserhaushalt, Blutzuckerspiegel, Wachstum, Wach- und Schlafrhythmus, Gefühlshaushalt und auch die Verdauung. Ein Geruch ist eine unmittelbare Botschaft an den Hypothalamus, und damit an den Körper insgesamt.

Bestimmte Gerüche haben eine ausgleichende Wirkung auf bestimmte Doshas. Vata reagiert günstig auf den Duft von Basilikum, Orangen und Gewürznelken. Für den Ausgleich von Pitta eignen sich besonders die süßen und kühlen Aromen wie der Duft von Sandelholz, Rosen, Minze und Zimt. Entsprechend den individuellen Bedürfnissen können spezielle Gewürzmischungen zusammengestellt werden. Auch diese ayurvedischen Artikel können Sie über die am Ende des Buches angegebenen Quellen beziehen.

Unser tägliches Leben enthält eine ganze Reihe von Faktoren, über die wir uns Gedanken machen sollten, wenn wir unseren Streß und unsere seelische Belastung reduzieren wollen. Haben Sie sich eine zu große Zahl von Verantwortungen aufgehalst, denen Sie gerecht zu werden versuchen? Arbeiten Sie zuviel und zu lang? Nehmen Sie Ihre beruflichen Ängste abends mit nach Hause?

Für einen besseren Umgang mit diesen Belastungen müssen Sie sich angewöhnen, auf Ihre inneren Signale zu hören. Die Sache lohnt sich: Es geht nicht nur um die vielen Jahre, um die Sie dadurch Ihr Leben verlängern können, sondern auch darum, daß dies in jeder Hinsicht sehr erfüllte Jahre sein können.

Ob Sie nun tatsächlich am liebsten zwölf Stunden am Tag arbeiten, oder ob Sie sich eigentlich danach sehnen, mehr Zeit für Ihre Familie zu haben, oder ob Sie es genießen, für eine Weile mit sich selbst allein zu sein – der erste Schritt, den Sie tun müssen, damit sich Ihr Wunsch erfüllen kann, trägt die Überschrift »Erkenne dich selbst!«. Der Lohn dafür ist eine vollkommene Gesundheit, die durch ein vollkommenes Gleichgewicht auf allen Gebieten Ihres Lebens gewonnen worden ist.

7 BIORHYTHMEN: DIE WELLEN DER NATUR – UND WIE MAN DARAUF REITET

Unser Körper und der Kosmos sind nicht grundsätzlich voneinander geschieden. Diese fundamentale Einheitlichkeit ist eines der obersten Prinzipien des Ayurveda. Jeglicher Rhythmus und Zyklus der Natur hat seine Entsprechung im menschlichen Organismus. Man faßt diese Zyklen unter dem Sammelbegriff »Biorhythmen« zusammen. Ein schöner ayurvedischer Aphorismus beschreibt diesen universalen Zusammenhang:

Wie das Atom, so das Universum;
wie der Mikrokosmos, so der Makrokosmos;
wie der Körper des Menschen, so der Körper des Kosmos;
wie der Geist des Menschen, so der Geist des Kosmos.

Wenn wir Störungen der körperlichen Ausgeglichenheit beheben wollen, kommen wir nicht darum herum, uns klarzumachen, daß unsere inneren biologischen Rhythmen von den »äußeren« Rhythmen der Natur abhängen und sich mit ihnen im Gleichklang befinden müssen – denn in Wirklichkeit sind die inneren und die äußeren Zyklen lediglich zwei Erscheinungsformen der selben Rhythmen der Natur.

Jeden Tag geht die Sonne auf und wieder unter, und in dem Zeitraum dazwischen, finden Milliarden von einzelnen Ereignissen statt. In der Natur ist dies so wunderbar eingerichtet, daß alle diese Dinge, so verschieden sie auch sein mögen, sich einem einzigen, einheitlichen

Rhythmus unterordnen – wobei, genau genommen, der eine zyklische Ablauf sich innerhalb des anderen, jeweils größeren vollzieht, wie die ineinandergeschachtelten Räder eines Planetengetriebes, wo die kleineren Räder innerhalb des jeweils größeren umlaufen.

Die moderne Medizin hat eine ganze Reihe von den augenfälligeren Rhythmen unseres Körpers ans Licht gebracht: Das Herz schlägt alle dreiviertel Sekunden, die Lungen dehnen sich zehn- bis vierzehnmal in der Minute, um die Luft einzuatmen. Dennoch, viele regelmäßige körperliche Veränderungen sind immer noch nicht enträtselt: Warum ist das Gewicht des Menschen am Abend meist etwas höher? Warum sind unsere Hände um zwei Uhr in der Frühe am wärmsten? Woher kommt es, daß bestimmte medizinische Behandlungen zur einen Tageszeit besser anschlagen als zu einer anderen?

DIE HAUPTZYKLEN DES TAGES

Die Antwort, die uns der Ayurveda auf diese Fragen gibt, lautet, daß in jedem von uns Hauptzyklen ablaufen, die vom quantenmechanischen Körper gesteuert werden, wobei der Organismus sich unablässig bemüht, eine Übereinstimmung seiner eigenen Rhythmen mit den Rhythmen der Natur zu gewährleisten. Wir durchlaufen täglich eine bestimmte Abfolge von Zyklen, die wir dadurch zu spüren bekommen, daß sich die Stärke des Einflusses von Vata, Pitta und Kapha verändert.

Die ayurvedische Lehre kennt drei Zyklen, die sich zwischen Sonnenaufgang und Sonnenuntergang und dann noch einmal in gleicher Reihenfolge nachts zwischen Sonnenuntergang und Sonnenaufgang vollziehen. Der zeitliche Ablauf sieht ungefähr so aus:

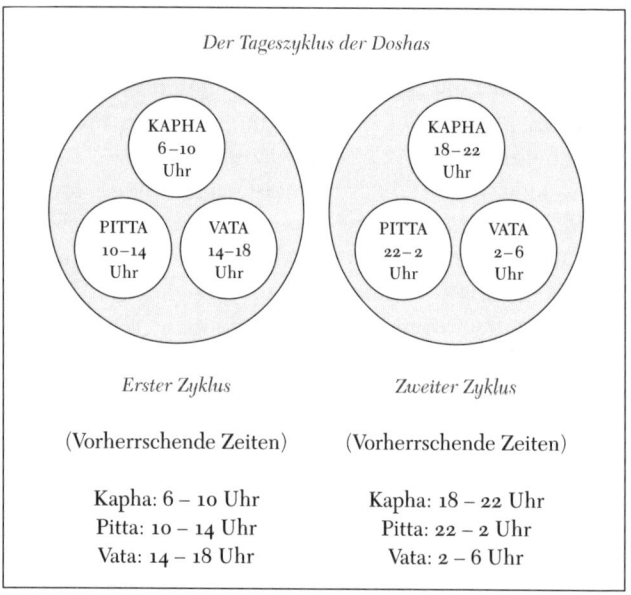

Der Tageszyklus der Doshas

KAPHA
6–10
Uhr

PITTA
10–14
Uhr

VATA
14–18
Uhr

KAPHA
18–22
Uhr

PITTA
22–2
Uhr

VATA
2–6
Uhr

Erster Zyklus   *Zweiter Zyklus*

(Vorherrschende Zeiten)   (Vorherrschende Zeiten)

Kapha: 6 – 10 Uhr   Kapha: 18 – 22 Uhr
Pitta: 10 – 14 Uhr   Pitta: 22 – 2 Uhr
Vata: 14 – 18 Uhr   Vata: 2 – 6 Uhr

Das bedeutet:

Von 6 bis 10 Uhr und von 18 bis 22 Uhr ist der Kapha-Einfluß bestimmend in unserer Umwelt.

Von 10 bis 14 Uhr und von 22 bis 2 Uhr dominiert der Pitta-Einfluß.

Von 14 bis 18 Uhr und von 2 bis 6 Uhr ist der Vata-Einfluß am stärksten.

Für ein Leben im Einklang mit der Natur gibt es kaum etwas Wichtigeres als diese Hauptzyklen, in denen unsere körperliche Existenz aufgehoben ist, zu kennen und in Betracht zu ziehen. Wir sind dazu bestimmt, auf den Wellen der Natur zu reiten und nicht dagegen anzukämpfen. Unser Organismus sitzt ohnehin schon auf diesen Wellen, oder gibt sich jedenfalls alle Mühe, dort oben im Sattel zu bleiben – trotz all unserer schädlichen Gewohnheiten.

Die Tiere der freien Wildbahn sind durch ihren Instinkt an die Signale der Natur gebunden. Dem Menschen hat die Natur allerdings die einzigartige Fähigkeit
zugestanden, Zeit und Ort seines Tuns selbst zu bestimmen. Immer, wenn wir im Begriff sind, uns zu etwas zu
entschließen, erhalten wir gleichzeitig aus unserem quantenmechanischen Körper Signale, die uns sagen, ob und
inwieweit wir uns im Einklang mit den Rhythmen der Natur befinden.

Diese Signale kennen, wie schon erwähnt, nur zwei Erscheinungsformen: Lust und Unlust beziehungsweise Be-
hagen und Unbehagen. Wenn wir im Verdauungstrakt
oder sonst irgendwo im Körper ein Unbehagen spüren, ist
dies ein untrügliches Zeichen, daß wir gegen die Wellen
der Natur ankämpfen, anstatt auf ihnen zu reiten.

Ich bin sicher, daß Ihnen eine ganze Anzahl von natürlichen Rhythmen geläufig ist. Für unsere Zwecke ist der
vierundzwanzigstündige Tag- und Nachtrhythmus besonders wichtig. Dieser Zyklus hat in unserem Organismus
ein entsprechendes Gegenstück, das die wissenschaftliche Bezeichnung »zirkadianer Rhythmus« trägt.

Dieser Rhythmus kommt besonders deutlich im Wach-
und Schlafzyklus zum Ausdruck, aber auch eine ganze
Reihe von neurologischen und endokrinen Funktionen,
wie die Schwankungen der Körpertemperatur, die Hor-
mon- und Enzymproduktion und der Elektrolythaushalt,
richten sich nach einem Vierundzwanzig-Stunden-Rhyth-
mus. Das Gleiche gilt für die Verdauungs- und Ausschei-
dungsvorgänge.

DER OPTIMALE TAGESABLAUF

Bei den Tieren der freien Wildbahn kann man beobachten, daß die einzelnen Individuen der gleichen Art den gleichen Zyklus von Nahrungsaufnahme und Ausscheidung einhalten. Dieses Verhaltensmuster wiederholt sich Tag für Tag. Die ayurvedische Lehre sagt uns, daß es für diese Funktionen auch beim Menschen einen natürlichen und deshalb optimalen Zeitpunkt gibt – ungeachtet der Tatsache, daß die Leute ihre natürlichen Funktionen, darunter auch das Essen, zu den unterschiedlichsten Zeiten ausüben.

Am Ende dieses Kapitels ist als Vorschlag ein Plan für einen nach ayurvedischen Gesichtspunkten gestalteten Tagesablauf angefügt. Sämtliche Stationen dieses Tagesablaufs sind so angeordnet, daß sie die Synchronisation Ihrer biologischen Rhythmen mit den Rhythmen der Natur fördern.

Im Rest dieses Kapitels wollen wir uns mit einigen der wichtigen Punkte dieses Tagesablaufs im einzelnen beschäftigen. Es handelt sich dabei um jene Punkte, die Sie besonders genau einhalten sollten, weil dadurch die Harmonie zwischen der Natur und Ihrem gesamten Organismus entscheidend gefördert wird, was gleichzeitig Ihre Verdauung stärkt und Ihre Verdauungsbeschwerden in Ordnung zu bringen hilft.

Der frühe Morgen

Im Ayurveda ist der frühe Morgen ein ganz spezieller Moment. Dies ist der Zeitpunkt, an dem die Natur ihre feinsten Botschaften aussendet. Es ist aber auch der Zeitpunkt, an dem wir die größte Aufnahmebereitschaft für diese Signale haben. Unser Nervensystem ist so einge-

richtet, daß der Anblick der Dämmerung, der sanfte
Hauch der Luft auf unserer Haut, der Gesang und die
Geräusche der erwachenden Tierwelt, daß all dies die
Bühne für unsere volle und aktive Teilnahme am Leben
des bevorstehenden Tages bereitet.

Aus diesem Grund ist es nicht unerheblich, daß man
sich für das Aufstehen jenen Zeitpunkt aussucht, der
dafür am besten geeignet ist. Wenn Sie sich die Hauptzyklen des Tages noch einmal ansehen, werden Sie feststellen, daß sich um sechs Uhr morgens ein zeitlicher
Schlüsselmoment befindet. Dies ist die Nahtstelle zwischen der morgendlichen Vata- und der Kapha-Periode.
Der in den frühen Morgenstunden zunehmende Vata-
Einfluß ist es, der die Vögel und die anderen Tiere wach
werden läßt, denn Vata ist ein aktives Dosha, das Wachheit, Energie und Handlungsbereitschaft erzeugt.

Im Ayurveda wird daher empfohlen, um sechs Uhr,
also zu diesem kritischen Zeitpunkt, oder sogar noch etwas früher aufzustehen. Körper und Geist befinden sich
dann noch unter starkem Vata-Einfluß, und beim Aufwachen werden Sie sich unbeschwert, lebendig und energiegeladen fühlen.

Zwischen sechs und zehn Uhr treten in der Umwelt die
Kapha-Eigenschaften wie Schwere, Stumpfheit und Trägheit deutlicher hervor. Wenn man bis zur Mitte der Kapha-Periode weiterschläft – also bis etwa acht Uhr – stehen Körper und Geist beim Aufwachen vorwiegend unter
Kapha-Einfluß.

Das ist einer der Gründe, weshalb sich viele Leute
beim Aufwachen apathisch und wie zerschlagen fühlen
und erst eine geraume Zeit – und mehrere Tassen
Kaffee – brauchen, bis sie sich den Herausforderungen
des Tages gewachsen fühlen. Dabei bräuchte man nur
früher aufzustehen, und man wird eher munter und fühlt

sich außerdem in einem erfreulichen Einklang mit der
Natur.

Aufzustehen, solange der Vata-Einfluß noch stark ist,
hat noch einen anderen großen Vorteil. Ich möchte daran
erinnern, daß die Funktionen, die den Stuhlgang steuern,
in erster Linie unter das Vata-Dosha fallen. Aus diesem
Grund gilt im Ayurveda die frühe Morgenstunde kurz
nach dem Aufstehen, solange der Vata-Einfluß noch greifbar ist, als der ideale Zeitpunkt für den Gang zur Toilette.
Wenn man den Darm zur Regelmäßigkeit erziehen will,
ist diese Stunde dafür weitaus besser geeignet als jede andere Tageszeit, zumal sie sich auch in den Ablauf der biologischen Rhythmen des eigenen Körpers sehr gut ein-
fügt.

In der herkömmlichen Medizin gilt es noch als im Rahmen der Norm, wenn man lediglich zweimal in der Woche
Stuhlgang hat. Nach ayurvedischen Vorstellungen ist es
jedoch wünschenswert, daß mindestens einmal am Tag
eine Entleerung des Darms stattfindet, damit die Abfall-
und Giftstoffe vom Vortag aus dem Körper hinausgelan-
gen.

Falls Ihr eigener Rhythmus dieser Forderung der Zeit
noch nicht entspricht, brauchen Sie sich nicht zu beunru-
higen, denn die Fähigkeit unseres Körpers, mit Abwei-
chungen vom Idealzustand fertig zu werden, ist gewaltig.
Ratsam ist es aber, den Tagesablauf in einer Weise umzu-
strukturieren, daß dieser natürliche Ablauf unterstützt
wird.

Ein Glas warmes Wasser, kurz nach dem Aufstehen getrunken, ist ein sanftes, aber wirksames Anregungsmittel
für den Gang zur Toilette. Warmes Wasser erzeugt im
Darm einen Reflex. Wenn etwas Warmes in den Magen
kommt, wird der Stuhldrang ausgelöst. Trinken Sie ein
Glas warmes Wasser und setzen Sie sich dann auf die Toi-

lette. Bleiben Sie fünf Minuten oder noch länger sitzen, damit Ihr Körper »zu Potte kommen« kann. Sammeln Sie Ihre Gedanken, machen Sie es sich bequem und warten Sie ab, was geschieht. Falls sich nach einigen Minuten immer noch nichts getan hat, ist es auch nicht schlimm, aber Sie sollten sich auf gar keinen Fall besonders anstrengen. Viele Leute haben die Erfahrung gemacht, daß man sich auf diese Weise einen regelmäßigen morgendlichen Stuhlgang anerziehen kann.

Wenn sich diese Gewohnheit erst einmal eingeschliffen hat, kann man Sie leicht ein Leben lang beibehalten. Auch dann, wenn Sie bereits einen regelmäßigen Stuhlgang haben, aber zu einer anderen Tageszeit, sollten Sie ein paar Wochen lang das oben beschriebene Verfahren praktizieren, um zu sehen, ob Ihr Körper sich nicht lieber umstellen möchte.

Nicht gut ist es, auf der Toilette zu lesen. Ich möchte hierauf nicht im einzelnen eingehen, es sei nur soviel gesagt, daß beim Lesen dem Vata untergeordnete Doshas in Aktion treten, die für die Regelung der geistigen Funktionen zuständig sind und die außerdem das Vata nach oben strömen lassen. Ein anderes Subdosha, das *apana*, steuert die nach unten gerichteten Strömungen. Es ist nicht gut, diese beiden Tendenzen zu vermengen, denn das schafft im Körper nur Verwirrung und ist eine Belastung für das Apana.

Im Ayurveda wird empfohlen, nach dem Gang zur Toilette regelmäßig eine Sesamölmassage vorzunehmen. Für viele Leute ist das einer der erfreulichsten Momente des ganzen Tages. Diese morgendliche Massage, die nur ein paar Minuten beansprucht, hat eine beruhigende Wirkung auf das zentrale Nervensystem und das endokrine System. Das ist vermutlich der Grund, weshalb Charaka, einer der

Begründer des Ayurveda, die *abhyanga* genannte tägliche Ölmassage so sehr gepriesen hat. Er lehrte, daß Abhyanga die Haut verjüngt, die Muskulatur in Form hält, die Ausscheidung von Unreinheiten fördert und die Jugendfrische erhält.

Abhyanga ist auch eine hervorragende Methode, um den Tag körperlich und geistig entspannt anzugehen. Darauf wird im Ayurveda sehr großen Wert gelegt. Es liegt auf der Hand, daß die Voraussetzungen für ein ausgeglichenes Leben kaum gegeben sind, wenn der ganze Tag ein einziger Wettlauf mit der Zeit ist.

Die Anleitung für die tägliche Ölmassage finden Sie auf den nächsten Seiten. Ich möchte Ihnen empfehlen, ein paar zusätzliche Minuten für eine sanfte Ölmassage der Bauchregion einzuplanen. Nach einem anschließenden warmen Bad werden Sie und Ihre Verdauung den Belastungen des Tages weitaus besser gewachsen sein.

Die Ayurvedische Ölmassage (Abhyanga)

1. Nehmen Sie kaltgepreßtes Sesamöl, wie es im Bioladen erhältlich ist. Empfehlenswert ist es, »aufbereitetes« Öl zu verwenden (die Anleitung zum Aufbereiten finden Sie gegen Ende des Buches im Kapitel »Rezepte«). Man füllt das Öl praktischerweise in eine kleine Plastikflasche mit Schnappverschluß ab. Zur täglichen Anwendung sollte das Öl angewärmt werden, indem man es, zum Beispiel im Waschbecken in warmes Wasser legt.

2. Massieren Sie den Körper nicht nur mit den Fingerspitzen, sondern mit der flachen Hand. Als Faustregel gilt: An abgerundeten Körperpartien (Kopf, Gelenke) wird kreisförmig massiert, an gestreckten Partien

(Nacken, Gliedmaßen) mit geraden Streichbewegungen. Man massiert mit mäßigem Druck, außer in der Bauchregion und über dem Herzen. Hier genügt leichter Druck.

3. Beginnen Sie die Massage am Kopf. Nehmen Sie ein paar Tropfen Öl auf die Hand und massieren Sie es energisch in die Kopfhaut ein. Massieren Sie dann mit kreisförmigen Massagebewegungen den ganzen Kopf. Verwenden Sie für die Kopfmassage mindestens ebenso viel Zeit wie für die Massage des restlichen Körpers.

4. Gehen Sie jetzt zu Gesicht und Ohren über. Hier wird nur mit sanften Bewegungen massiert. Geben Sie bei jedem Wechsel des Massagefeldes ein paar Tropfen frisches Öl auf die Hand.

5. Massieren Sie dann die Kehle, den Nacken und die Halswirbelsäule. Es ist sinnvoll, den Körper jetzt schon dünn mit Öl einzureiben, damit es möglichst lange in die Haut einziehen kann.

6. Anschließend werden die Arme massiert: Mit energischer Kreismassage an den Gelenken (Schultern, Ellenbogen) und zügigen Auf- und Abbewegungen an Ober- und Unterarmen.

7. Jetzt sind Brust- und Bauchpartie an der Reihe. Bauch und Herz werden mit zartem Kreisbewegungen massiert. Beginnen Sie am Bauch in der rechten unteren Leistengegend und lassen Sie die Massage nach einem Kreisbogen über die Magengegend in der linken unteren Leistengegend auslaufen.

8. Massieren Sie anschließend den Rücken und die Wirbelsäule – soweit Sie diese Körperpartien gut erreichen können. Machen Sie sich keine Gedanken, wenn Sie an bestimmte Rückenpartien nicht herankommen.

9. Es folgt eine energische Massage der Beine, mit kräftigen Kreisbewegungen um die Hüften, Knie und Fußknöchel und zügigen auf und ab streichenden Bewegungen über die Oberschenkel und Waden.

10. Zum Schluß werden die Fußsohlen massiert. Wie beim Kopf kann man sich auch bei dieser wichtigen Körperzone etwas mehr Zeit nehmen. Massieren Sie die Fußsohlen kräftig mit den Handflächen.

11. Gönnen Sie sich nach der Massage ein warmes Bad oder eine warme Dusche. Benutzen Sie nur milde Seife.

Die Mittagszeit

Die umfangreichste Mahlzeit sollte zur Mittagszeit eingenommen werden. Das ist eine der wichtigsten ayurvedischen Verhaltensregeln. Außerdem sollten Sie darauf achten, daß diese Mittagsmahlzeit immer zu etwa der gleichen Zeit stattfindet. Der geeignete Zeitpunkt liegt in der Mitte der Pitta-Periode, also etwa um zwölf oder zwölf Uhr dreißig.

Der Grund dafür ist ziemlich offensichtlich. Was für alle anderen Zyklen der Natur gilt, gilt natürlich auch für das Pitta, das ja in erster Linie für das Verdauungsfeuer, das Agni, zuständig ist. Der Pitta-Pegel in unserem Körper richtet sich nach dem Einfluß der Sonne in der Natur. Daher liegt die Mitte des Pitta-Zyklus ungefähr in der

Mittagszeit, dann, wenn auch die Sonne ihren höchsten Stand erreicht hat. Das ist gleichzeitig der Zeitpunkt, an dem das Verdauungsfeuer am besten auf die Verarbeitung der Nahrung vorbereitet ist.

In vielen Kulturen war das Mittagessen lange Zeit die Hauptmahlzeit des Tages. Ausgedehnte Abendmahlzeiten sind erst üblich geworden, als die Menschen anfingen, ihre biologischen Bedürfnisse den Erfordernissen des Arbeitslebens unterzuordnen.

Zur Veranschaulichung des ayurvedischen Ansatzes kann man sich die Sache so vorstellen, als ob die Sonne den Verdauungsvorgang unterstützen würde. Wenn die Sonne hoch am Himmel steht, ist auch die Unterstützung des Verdauungsprozesses größer, weil die Energie der Sonne mit dem Pitta-Einfluß auf den Körper synchron geht. Morgens bei Sonnenaufgang und abends bei Sonnenuntergang ist die Kraft unserer Verdauung schwächer, weil unser körpereigenes Pitta aus der Umwelt keine oder nur wenig Unterstützung bekommt.

Wenn Sie das Mittagessen zwischen zwölf Uhr und zwölf Uhr dreißig einnehmen, können Sie große Mengen essen, ohne Ihrer Verdauung zuviel zuzumuten. Sie brauchen dann am Abend vor dem Schlafengehen keine ausgiebige Mahlzeit mehr, die dann auch längst nicht mehr so gut verdaut werden könnte.

Selbst wenn Sie lediglich diese einfache Empfehlung in die Tat umsetzen, bedeutet das für Ihre Verdauung und Ihre Ausscheidung eine gewaltige Veränderung. Weil die Verdauung in der Tagesmitte wirkungsvoller arbeitet, wird die Nahrung dann auch effizienter in Energie umgesetzt, und Sie werden von den Beschwerden, die in den späteren Phasen des Verdauungsvorgangs auftreten können, weniger betroffen sein.

Das Mittagessen sollte in einer ruhigen Umgebung

stattfinden, und man sollte keine Mühe scheuen, um es möglicht vollwertig, nahrhaft, ausgewogen und schmackhaft zu gestalten. Die Speisen sollten frisch zubereitet sein und sich auch mit allen anderen Prinzipien, die in diesem Buch vorgestellt werden, im Einklang befinden.

Ich bin mir natürlich bewußt, daß es für jemand, der einen mit Terminen überladenen Arbeitstag hat, nicht so einfach ist, sich die Zeit für ein ordentliches Mittagessen zu nehmen. Es ist vielleicht bequemer, mittags schnell ein belegtes Brötchen zu essen und die Hauptmahlzeit auf den Abend zu verlegen, aber wenn man seinen Verdauungsbeschwerden beikommen will, zahlt sich ein gewisser Einfallsreichtum auf diesem Gebiet ganz gewiß aus.

Falls Ihre Möglichkeiten es Ihrer Meinung nach nicht zulassen, daß Sie sich jeden Tag ein ordentliches Mittagessen gönnen, sollten Sie es trotzdem, so gut es eben geht, einige Wochen lang versuchen, und sich dann entscheiden, ob der Versuch eine Fortsetzung verdient. Ich bin sicher, Sie werden feststellen, daß beileibe nicht nur Ihre Verdauung von diesem Versuch profitieren wird.

Der Abend

Der Ayurveda hält auch Empfehlungen für Frühstück und Abendessen bereit.

Morgens, wenn die Sonne gerade aufgegangen ist, kommen aus unserer Umgebung nur geringe unterstützende Einflüsse für die Verdauung von schweren Speisen. Das Frühstück ist daher eher eine zusätzliche Mahlzeit, die man ruhig weglassen kann. Es sollte auf alle Fälle eine ganz leichte Mahlzeit sein, und sie kann aus Getreideflocken mit Milch oder auch aus Toast und Kräutertee bestehen.

Es kommt vor allem darauf an, daß man sich körperlich

wohlfühlt. Wer mit einem kräftigen Appetit gesegnet ist – besonders jene Menschen, die eine Pitta-Konstitution haben – muß ausgiebiger frühstücken als andere. Kapha-Menschen dürften dagegen kaum Schwierigkeiten haben, das Frühstück ganz wegzulassen und erst mittags etwas zu essen. Falls Sie ein ausgiebiges Frühstück zu veranstalten pflegen, möchte ich Ihnen raten, auf ein leichteres Frühstück umzustellen und sich den Appetit für das Mittagessen aufzuheben.

Zur Abendessenszeit, wenn die Sonne untergeht, ist die Verdauungskraft zwar schwächer als in der Mittagszeit, aber immer noch stärker als beim Frühstück. Aus diesem Grund sollte man regelmäßig zu Abend essen, aber diese Mahlzeit sollte leichter sein als das Mittagessen. Wer ein ausgeglichenes und gehaltvolles Mittagessen verzehrt hat, ist ohnehin abends meist nicht besonders hungrig. Falls man mittags nur ein Brötchen oder einen Salat gegessen hat, bekommt man natürlich später wieder richtigen Hunger. Wenn man aber ein großes Abendessen verzehrt hat und sich ein paar Stunden darauf schlafen legt, wird die Verdauung stark belastet, und außerdem wird Ama produziert.

Beim Abendessen sollten daher keine schweren Speisen und Nahrungsmittel auf den Tisch kommen. Essen Sie abends also wenig Fleisch und Käse und nehmen Sie überhaupt weniger zu sich als beim Mittagessen. Warme Suppe mit Brot, warmer Getreidebrei oder eine bunte Gemüseplatte sind zum Beispiel Gerichte, die – vielleicht sehr zu Ihrer Überraschung – eine sehr befriedigende Abendmahlzeit darstellen.

Ein letzter wichtiger Punkt der Lebensführung betrifft die Zeit, wann man zu Bett geht. Ein müder Organismus hat kein Ohr für seine inneren Bedürfnisse und ist daher ge-

gen Streß und Störungen seines Gleichgewichts weniger
gut gewappnet. Wie Sie vielleicht schon an sich selbst be-
merkt haben, schlägt Streß eher nach innen durch und
treibt in Form von Magen-Darm-Beschwerden sein Unwesen, wenn man müde und abgespannt ist.

Wir haben bereits darüber gesprochen, wie wichtig es
ist, früh am Morgen aufzustehen, damit man sich den
ganzen Tag frisch und munter fühlt und damit sich der
Darm an einen regelmäßigen morgendlichen Stuhlgang
gewöhnt. Falls Sie jetzt früher aufstehen sollten, aber
trotzdem weiterhin so spät ins Bett gehen wie bisher, dürfen Sie sich nicht wundern, wenn Sie den ganzen Tag über
müde sind.

Ein weiterer wichtiger Punkt im Vierundzwanzig-Stun-
den-Zyklus ist die Nahtstelle zischen der Kapha- und der
Pitta-Periode abends um 22 Uhr. Der vorangehende Kapha-Einfluß ist sehr augenfällig. Wenn wir am Abend
unser Tagwerk beendet haben und die Sonne langsam untergeht, scheint tatsächlich in der Umgebung eine allgemeine Beruhigung einzusetzen, als ob sich die ganze Natur zur Ruhe begeben wollte. Die meisten Leute haben
instinktiv den Drang, sich zurückzulehnen und auszu-
spannen.

Wer in einer Großstadt lebt, wird sich beim Blick auf
den hektischen nächtlichen Betrieb vielleicht fragen, wo
diese natürliche Ruhe geblieben ist. Die Betriebsamkeit
der Städte ist jedoch keineswegs das Ergebnis eines Einflusses, der aus der Natur selbst herrührt. Sie ist vielmehr
ein künstliches Produkt unseres modernen Lebens, das
uns leider nur all zu oft mit den Absichten der Natur in
Konflikt geraten läßt.

In der Natur können wir beobachten, wie sich mit dem
Hereinbrechen der Abenddämmerung allenthalben Stille
und Ruhe ausbreiten. Wenn wir uns nicht davor ver-

schließen, wird sich dieser beruhigende Effekt auch in unserem Körper bemerkbar machen. Gegen Ende der Kapha-Periode, also zwischen 21 und 22 Uhr, bereitet sich unser Organismus allmählich auf die Nachtruhe vor. Wie Sie sich erinnern, ist Kapha durch die Eigenschaften der Schwere, der Trägheit und der Langsamkeit gekennzeichnet – also ideale Vorbedingungen, um Ruhe einkehren zu lassen.

Wenn Sie um 22 Uhr noch auf sind, geraten Sie unter den wachsenden Einfluß von Pitta. Pitta ist ein aktives Dosha, und seine Eigenschaften sind Leichtigkeit, Schärfe und Hitze. Die meisten Leute wissen, daß sie wieder reger werden, wenn sie abends nach halb elf Uhr noch nicht ins Bett gegangen sind, und dieser Schub kann bis weit in die Nacht hinein anhalten.

Aber was geschieht wirklich? Wenn man dann endlich schlafen geht, ist der Gleichklang mit dem natürlichen Rhythmus gestört, und es stellt sich schließlich nur ein flacher und unruhiger Schlaf ein. Wer an Schlafproblemen leidet, hat zu so später Stunde mit dem Einschlafen noch größere Schwierigkeiten als sonst.

Im Ayurveda wird deshalb dazu geraten, sich genügend Schlaf zu gönnen und den Schlafrhythmus in die bestmögliche Übereinstimmung mit dem Rhythmus der Natur zu bringen. Sie sollten darauf achten, daß Sie wirklich gegen 22 Uhr ins Bett kommen. Dann ist das frühere Aufstehen etwas Natürliches, das Ihnen keine Mühe macht.

Wenn Sie in Ihrem Organismus ein umfassendes Gleichgewicht herstellen wollen, kommen Sie nicht darum herum, Ihre eigenen biologischen Rhythmen mit den Rhythmen der Natur in Einklang zu bringen – und das wird seine ausgleichende Wirkung auf den Magen-Darm-Trakt nicht verfehlen.

EIN AYURVEDISCHER TAG

Wie man am folgenden Schema erkennen kann, unterteilt
sich ein nach der ayurvedischen Lehre aufgebauter idealer Tagesablauf in vier Perioden:

6 Uhr bis Mittag

- Stehen Sie um sechs Uhr (oder allenfalls kurz danach)
  auf. Gewöhnen Sie sich schrittweise daran, auch ohne
  Wecker auszukommen.
- Trinken Sie ein Glas warmes Wasser, damit der Ma-
  gen-Darm-Trakt stimuliert und der Stuhlgang angeregt
  wird.
- Gehen Sie auf die Toilette. Lassen Sie Wasser und ver-
  suchen Sie, zwanglos Ihr Geschäft zu verrichten.
- Putzen Sie die Zähne und auch die Zunge, falls diese
  einen weißen Belag aufweist.
- Machen Sie eine Sesamöl-Massage.
- Machen Sie eine Atemmeditation.
- Baden oder duschen Sie. Das Wasser soll nicht zu heiß
  und nicht zu kalt sein.
- Machen Sie Ihren Ausgleichssport (siehe Kapitel
  acht).
- Verzehren Sie ein leichtes Frühstück.
- Versuchen Sie, am Vormittag einen dreißigminütigen
  Spaziergang einzulegen.

Mittag bis 18 Uhr

- Essen Sie früh zu Mittag. Dies sollte Ihre umfang-
  reichste Mahlzeit sein. Lassen Sie beim Essen keine
  Eile aufkommen. Berufstätige sollten nicht an Ihrem
  Schreibtisch essen.

– Bleiben Sie nach dem Essen noch ein paar Minuten
   ruhig und gesammelt sitzen und machen Sie dann einen fünfzehnminütigen Verdauungsspaziergang.
– Machen Sie am späten Nachmittag oder am frühen
   Abend eine Atemmeditation.

18 Uhr bis 22 Uhr 30

– Essen Sie maßvoll zu Abend.
– Bleiben Sie nach dem Essen noch ein paar Minuten
   ruhig am Tisch sitzen und machen Sie dann einen Verdauungsspaziergang von fünf Minuten bis zu einer
   Viertelstunde.
– Vertreiben Sie sich den Abend mit leichten und
   streßfreien Tätigkeiten.
– Zwischen dem Abendessen und dem Zubettgehen
   sollten drei Stunden vergangen sein. Essen Sie so zeitig, daß Sie bedenkenlos gegen 22 Uhr zu Bett gehen
   können. Sie sollten im Bett nicht lesen, nicht essen
   und vor allem nicht fernsehen.

22 Uhr bis 6 Uhr

Schlafen Sie gut.

8 DER RICHTIGE AUSGLEICHSSPORT

Was heutzutage als Ausgleichssport betrieben wird, ist unter ayurvedischen Gesichtspunkten vielfach alles andere als ideal. Damit Sie verstehen, was gemeint ist, möchte ich vorab erläutern, welche Einstellung die traditionelle indische Medizin zu körperlichen Übungen gehabt hat. Charaka, der große ayurvedische Arzt, hat geschrieben:

»Körperliche Übungen verleihen Leichtigkeit, Arbeitskraft, Festigkeit, Geduld bei Schwierigkeiten, sie vermindern die Rückstände im Körper und stärken Verdauung und Stoffwechsel.«

Charaka legt anschließend dar, daß jedermann Körperübungen machen kann, wobei allerdings ein Zuviel genau so schädlich sein kann wie ein Zuwenig. Und da schließlich das richtige Ausmaß und die richtige Art des Ausgleichssports von Person zu Person variieren, sollte jegliche sportliche Betätigung sorgfältig auf den einzelnen abgestimmt werden.

Als wichtigste Regel ist zu beachten, daß durch Sport Energie, Kraft und Vitalität gewonnen und nicht abgebaut werden sollen.

Wie immer Ihr Fitneßprogramm im einzelnen aussehen mag, während und nach Ihren Übungen sollten Sie sich munter, stark und energiegeladen fühlen. Sobald sich

Anstrengung und Erschöpfung breit machen, ist Ihr spezielles Fitneßprogramm in irgendeiner Hinsicht nicht für Sie geeignet.

Im Hinblick auf sportliche Ausgleichsbetätigung trifft man auf drei weitverbreitete Fehler:

1. Es wird zu wenig oder überhaupt kein Ausgleichssport betrieben.
2. Es wird die falsche Sportart betrieben.
3. Der Ausgleichssport wird übertrieben.

Ausgleichssport ist bei nervösen Verdauungsstörungen von vielerlei Nutzen. Eine gesunde sportliche Betätigung baut nicht nur den Streß ab, sie bewirkt auch eine Massage des Dickdarms und lindert so die Verdauungsbeschwerden.

Übertriebenes und sehr anstrengendes Training führt allerdings zu einer Steigerung von Vata, und das macht nervöse Verdauungsbeschwerden nur noch schlimmer. Das gilt ganz besonders bei Menschen, die zum Vata- und Pitta-Typ gehören. Pitta-Menschen lieben den Wettstreit und suchen sich gern Sportarten mit ausgesprochenem Wettkampfcharakter aus. Der ideale Sport für den Pitta-Menschen, der immer »unter Strom steht«, sollte aber der Entspannung dienen und nicht bloß eine weitere und zusätzliche Gelegenheit darstellen, bei der dem Körper wieder einmal das Letzte abverlangt wird.

DIE DOSHAS UND SPORT

Wie Sie vielleicht nicht anders erwartet haben, ist Körpertraining ein wichtiges Mittel für die Kommunikation mit Ihren Doshas, wobei allerdings jeder Konstitutionstyp anders reagiert.

Der zumeist muskulöse Kapha-Typ mit seinem guten Stehvermögen braucht einen regelmäßigen Ausgleichssport, damit er munter wird und sich energiegeladen fühlt. Er verträgt auch mehr Anstrengung als die Vatas und Pittas. Vata-Menschen haben meist einen zarteren Körperbau, und daher eignen sich für sie weniger anstrengende Sportarten am besten. Der Pitta-Typ liegt irgendwo dazwischen.

Falls Sie ein Zwei-Dosha-Typ sind, sollten Sie sich bei der Entscheidung für einen geeigneten Ausgleichssport von Ihrem Körperbau leiten lassen. Wenn Sie zum Beispiel als Kapha-Vata-Typ die typische muskulöse und athletische äußere Erscheinung des Kapha-Typs haben, dürften die Kapha-Sportarten für Sie am besten geeignet sein. Andere Kapha-Vata-Menschen haben vielleicht den zarteren Körperbau der Vatas und sind besser mit den Sportarten bedient, die sich für das Vata-Dosha empfehlen. Hier sind einige Freizeitsportarten angegeben, die sich für die jeweiligen Doshas sehr gut eignen:

Vata: Jazz-Dance, Spazierengehen, kurze Wanderungen, entspanntes Radfahren
Pitta: Skifahren, Gehen und Laufen, Wandern, Bergsteigen, Schwimmen
Kapha: Laufen und Joggen, Gewichtheben, Aerobic, Rudern, Tanzen

Diese Liste ist weder verbindlich noch vollständig. Das entscheidende Kriterium beim Aussuchen eines Freizeitsports ist die Frage, ob es Ihnen Spaß macht. Finden Sie heraus, welcher Sport Ihnen Vergnügen bereitet.

Spazierengehen bekommt allen drei Doshas sehr gut. Bei nervösen Verdauungsbeschwerden fügt es sich in idealer Weise in das Behandlungsprogramm ein. Stim-

men Sie das Tempo und die Ausdehnung der Spazier-
gänge auf Ihre persönlichen Bedürfnisse ab. Der Kapha-
Typ wird sich wahrscheinlich bei einer schnellen und
rhythmischen Gangart wie bei Aerobic am wohlsten
fühlen, während der Vata-Typ es lieber etwas gemächlicher angeht.

Ein Morgenspaziergang von mindestens einer halben
Stunde ist ein empfehlenswerter Auftakt Ihres Tagespro-
gramms. Nach ein bis zwei Wochen werden Sie die ersten
positiven Auswirkungen feststellen können.

Einige weitere typisch ayurvedischen Empfehlungen
sollten bei körperlichen Übungen ebenfalls beachtet werden. Schöpfen Sie Ihre Höchstleistung immer nur zur
Hälfte aus: Wer zwanzig Bahnen schwimmen kann, soll
nur zehn Bahnen machen. Wer mit dem Fahrrad dreißig
Kilometer schafft, soll es bei fünfzehn belassen. Ihre
Höchstleistung entspricht der Gesamtmenge an Energie,
die ihnen jeweils zur Verfügung steht. Wenn Sie diesen
Punkt überschreiten, sind Sie völlig ausgepumpt und können nicht mehr weiter. Der Freizeitsport soll Ihnen aber
nicht sämtliche Energie rauben, sondern Ihnen vielmehr
helfen, Ihren Energiebestand aufzustocken.

Achten Sie deshalb darauf, daß Sie sich nicht vollkommen verausgaben, und kommen Sie zum Ende,
solange sie körperlich und geistig noch fit sind. Das
Prinzip, sich nur bis zur Hälfte der persönlichen Höchstleistung zu belasten, befindet sich mit den Grundsätzen
der körperlichen Ertüchtigung durchaus im Einklang.
Da die Leistungsfähigkeit im Lauf der Zeit wächst, ergeben auch 50 Prozent davon einen stetig wachsenden
Wert.

Im Ayurveda wird empfohlen, den Ausgleichssport regelmäßig und möglichst an allen sieben Tagen der Woche
zu betreiben. Bei vielen Aerobic-Programmen soll man

die Übungen nur an drei oder vier Tagen der Woche machen, weil diese Programme die Leistungsfähigkeit des Körpers voll ausschöpfen. Das macht mehrtägige Erholungspausen erforderlich. Im Ayurveda heißt es aber nicht »Ohne Schweiß kein Preis« – das Motto lautet vielmehr »Je weniger Schweiß, desto mehr Gewinn«.

Falls eine bestimmte Sportart für Sie schlecht geeignet ist, werden Sie es am deutlichsten daran merken, daß Sie heftig atmen und schwitzen müssen. Keuchender Atem und Bäche von Schweiß sind ein Zeichen dafür, daß Sie sich zu sehr verausgaben. Später, wenn Ihre Kondition sich verbessert hat, kann ein so starker Einsatz angemessen sein, aber am Anfang ist es bestimmt besser, wenn Sie einen Gang zurückschalten.

Die beste Tageszeit für Körpertraining ist morgens zwischen sechs und zehn Uhr in der Kapha-Periode. In dieser Zeit ist der Organismus am festesten in sich gefügt, und der Körper ist dann dem sportlichen Einsatz am besten gewachsen. Und denken Sie daran: Immer nur mit leerem oder fast leerem Magen Sport treiben!

MARMAS: SCHALTSTELLEN DES KÖRPERS

Wir haben bisher nur über die konventionellen Arten des Körpertrainings gesprochen, wie sie in der westlichen Welt üblich sind. Im Ayurveda gibt es aber noch eine ganze Reihe von anderen Übungen, die sich aus der Tradition des Yoga herleiten.

Diese Übungen laufen unter dem Fachbegriff der »neuromuskulären Integrationsübungen«. Sie stärken nicht nur die Muskulatur, das Herz-Kreislaufsystem und das Stoffwechselsystem, sondern sie fördern auch das Zusammenspiel von Körper und Geist, wodurch sie eine jeweils ganz spezifische und voraussagbare Wirkung im Organismus auslösen.

Wie kommt es, daß körperliche Übungen das Zusammenspiel von Körper und Geist fördern können? Um das zu begreifen, muß man wissen, wie der Körper im Ayurveda verstanden wird.

Stellen Sie sich einmal vor, Sie wären Architekt und hätten einen neuen Wolkenkratzer zu entwerfen. In einem solchen Entwurf wären deutlich bestimmte Naht- und Verbindungsstellen zu erkennen, auf denen größere Stützkräfte lasten als auf anderen Teilen des Gebäudes. Die Standfestigkeit des ganzen Gebäudes ist nur dann gegeben, wenn diese statisch entscheidenden Gebäudeteile sorgfältig konstruiert worden sind.

Auch unser Körper hat solche Naht- und Verbindungsstellen. Im Ayurveda heißen sie *marmas.* Es handelt sich dabei um ganz besonders lebenswichtige Bereiche unseres Körpers. Ihre Verletzung kann unerträgliche Schmerzen und schwere Störungen des physiologischen Gleichgewichts verursachen, aber wenn die Marmas gut ausgeglichen und mit Leben erfüllt sind, bilden sie eine Verankerung der Gesundheit und einen Quell der Lebensfreude.

Im Ayurveda gelten die Marmas als die Nahtstellen zwischen dem Bewußtsein und dem Organismus. Aus diesem Grund wirkt sich die Beeinflussung eines Marmas automatisch auf alle anderen an dieses Marma angeschlossenen Bereiche des Körper-Geist-Systems aus.

Es gibt 107 Marmas. Drei davon sind absolut grundlegend, sie sind sozusagen das zentrale Stellwerk, über das die Verbindungen zwischen sämtlichen anderen Marmas laufen. Diese hochwichtigen Marmas nennt man *mahamarmas* oder »große Marmas«. Sie heißen *shiramarma, hridayamarma* und *bastimarma,* und sie liegen im Kopf,

im Herzen und in der unteren Bauchregion – in dieser
Reihenfolge.

Das im Kopf angesiedelte Großmarma Shiramarma
spielt bei allen geistigen Funktionen eine große Rolle, besonders bei den Verständnis- und Unterscheidungsfunk-
tionen. Das im Herzen liegende Hridayamarma ist für die
Aufrechterhaltung eines ausgeglichenen Gefühlslebens
verantwortlich. Im Ayurveda betrachtet man deswegen
das Herz keineswegs nur als ein Pumporgan für den Blutkreislauf. Nicht nur die Dichter versichern uns schon seit
Jahrtausenden, daß sich dort auch der Sitz unserer ge-
heimsten Gefühle befindet.

In diesem Buch ist das dritte Mahamarma natürlich für
uns das wichtigste. Bastimarma steuert eine Vielzahl von
fundamentalen Körperfunktionen, zu denen auch eine
normal funktionierende Verdauung gehört.

Von den Empfehlungen, die in diesem Buch bisher gegeben worden sind, funktionieren viele im Prinzip über
die Marmas. Das Abhyanga zum Beispiel, also die tägliche
Ölmassage, entfaltet seine wohltuende Wirkung durch
die leichte Stimulierung aller Marmas, die auf der Haut
liegen. Der Kontakt der Haut mit dem Sesamöl schlägt
geradewegs auf das gesamte Nervensystem durch und hat
eine unmittelbar heilende Wirkung auf Vata, Pitta und
Kapha.

YOGA-ÜBUNGEN ZUR BESSEREN VERDAUUNG

Die Übungen, die am Ende dieses Kapitels vorgestellt
werden, kommen aus der Tradition des Yoga. Von ihnen
geht eine ausgleichende und sanft anregende Wirkung
auf die Marmas aus, die von den Dehnungen und
Streckungen bei den Yoga-Übungen und zusätzlich von

der Konzentration auf die Nahtstellen unseres Organismus herrührt. Da sich in den Marmapunkten das Bewußtsein und das Körperliche die Hand reichen, reagieren sie sowohl auf Anregungen durch das Bewußtsein als auch durch körperliche Übungen.

Wenn Sie diese Übungen machen, sollten Sie nicht aus den Augen verlieren, daß es vor allem um die sanfte Anregung der Marmas geht, und keinesfalls darum, daß man sich bis an die Schmerzgrenze dehnt und streckt. Gehen Sie nie so weit, daß es unangenehm wird. Da für die Belebung der Marmas in den jeweiligen Stellungen die Konzentration eine große Rolle spielt, wird die beste Wirkung erzielt, wenn Sie sich für die Übungen in einen ruhigen Raum zurückziehen und Ihre Konzentration beim Üben zwanglos zu den lebenswichtigen Regionen Ihres Körpers gleiten lassen.

Ich möchte Ihnen raten, diese Übungen in den regelmäßigen Tagesablauf aufzunehmen. Man braucht dafür nicht mehr als täglich 15 bis 20 Minuten. Außerdem sind die Übungen, die ich für Sie ausgesucht habe, nicht schwierig – aber ihre Wirkung für die Gesundung des Magen-Darm-Trakts ist gleichwohl ganz gewaltig.

Vorwärtsbeugen (Yoga Mudra)

Setzen Sie sich bequem mit gekreuzten Beinen auf den Boden. Führen Sie die Hände hinter den Rücken und umfassen Sie mit der linken Hand das rechte Handgelenk. Beugen Sie sich jetzt langsam nach vorne, als ob Sie mit dem Brustbein den Boden berühren wollten. Führen Sie die Stirn und dann das Kinn auf den Boden, soweit Ihnen das möglich ist. Versuchen Sie nichts zu erzwingen. Beugen Sie sich nur so weit nach vorne, wie Sie es ohne Anstrengung schaffen.

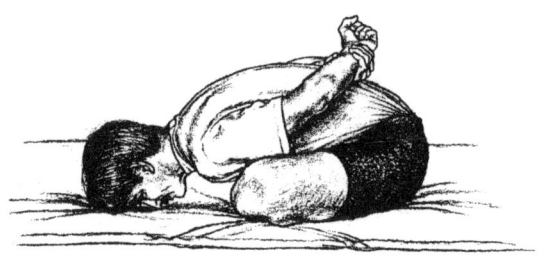

Yoga Mudra

Achten Sie darauf, daß Sie während der Übung ganz normal weiteratmen. Versuchen Sie, Ihren Atem mit der Übung zu koordinieren: Ausatmen beim Vorbeugen, und langsam einatmen beim Wiederaufrichten.

Die Übung wird drei- bis siebenmal wiederholt. Die Vorwärtsbeuge soll jedesmal ungefähr zehn Sekunden gehalten werden. Wenn Sie die Übung besser beherrschen, können Sie die Zahl der Wiederholungen verringern und dafür länger in der vorgebeugten Haltung verharren – bis maximal zwei Minuten.

Diese Übung ist nicht besonders schwer und dabei hervorragend dazu geeignet, die Verdauungsorgane anzuregen und Verstopfungen zu beseitigen.

Das Bauchheben (Uddhiyana Bandha)

Die Füße stehen ungefähr schulterbreit auseinander. Gehen Sie leicht in die Knie, beugen Sie den Rumpf leicht vor und stützen Sie die Hände auf die Knie. Atmen Sie jetzt vollkommen aus, und ziehen Sie dabei die Bauchmuskeln ein, bis sich in der Magengegend ein Hohlraum bildet. Atmen Sie nicht wieder ein, solange die Kontraktion der Bauchmuskeln noch andauert, aber achten Sie darauf, die Bauchmuskeln nur so weit einzuziehen, wie es Ihnen angenehm ist.

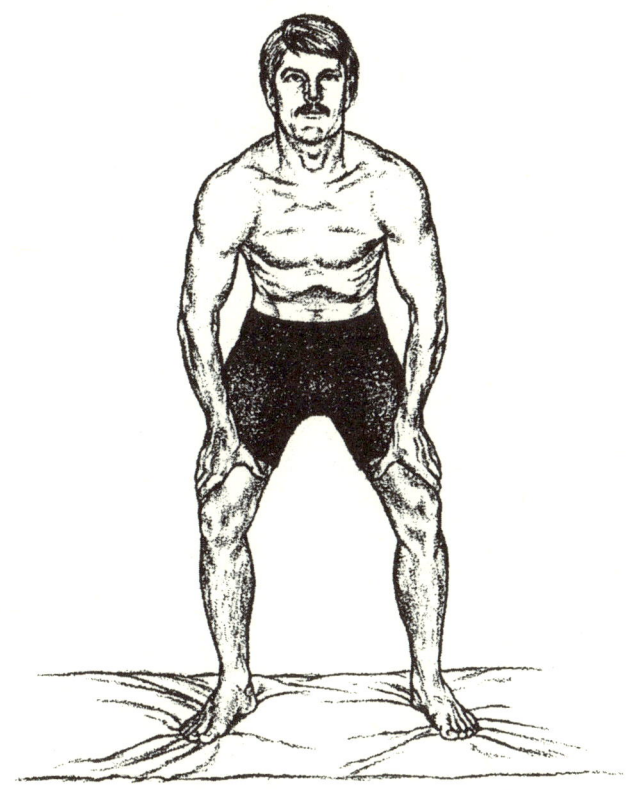

Uddhiyana Bandha

Entspannen Sie nun die Bauchmuskeln und atmen Sie dabei langsam ein.

Wiederholen sie die Übung drei- bis siebenmal. Die Kontraktion der Bauchmuskeln sollte bei jedem Durchgang zwischen fünf und maximal dreißig Sekunden gehalten werden.

Diese Übung hilft bei Verstopfung und bei Magenverstimmungen. Bei richtiger Ausführung strengt sie nicht an und kann von jedem durchgeführt werden.

Der Diamantsitz (Vajrasana)

Knien Sie sich hin. Die Knie berühren sich, die Unterschenkel sind von den Knien bis zu den Zehen flach auf dem Boden ausgestreckt. Setzen Sie sich jetzt langsam nach hinten auf die Fußsohlen. Legen Sie die Hände mit nach oben geöffneten Handflächen auf die Knie. Atmen Sie normal weiter. Bleiben Sie ungefähr 30 Sekunden in dieser Stellung sitzen, beugen Sie den Rumpf dann etwas vor, und richten Sie sich wieder in die kniende Stellung auf. Wiederholen Sie die Übung mehrere Mal.

Diese Übung befreit Sie von Blähungen und anderen nervösen Verdauungsbeschwerden und trainiert die Beinmuskulatur. Kurz nach dem Essen durchgeführt wirkt sie verdauungsfördernd.

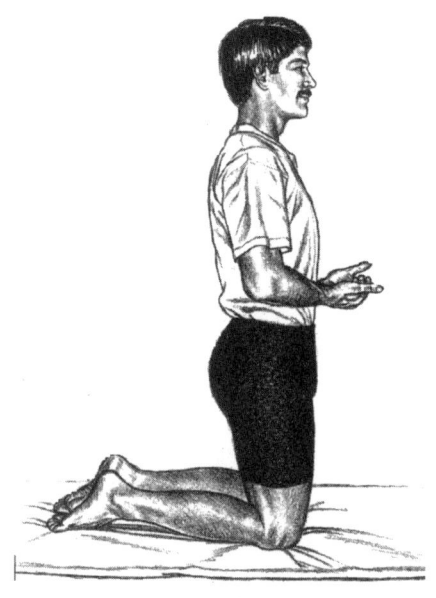

Vajrasana (kniend)

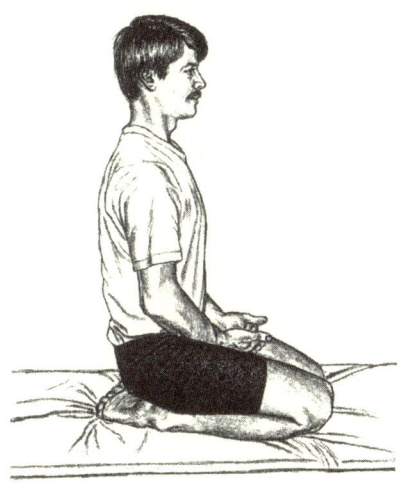

Vajrasana (hockend)

Anti-Meteorismus-Stellung (Pavanamuktasana)

Mit dem schönen Begriff »Meteorismus« bezeichnet man in der Medizin die Neigung zu starken Blähungen. Wenn Sie Blähungen haben, können Sie zu Ihrer Erleichterung folgende Übung durchführen. Legen Sie sich flach auf den Rücken. Ziehen Sie das rechte Bein an. Atmen Sie tief durch die Nase ein. Halten Sie den Atem an und umfassen Sie das Bein unterhalb des Knies mit den Händen

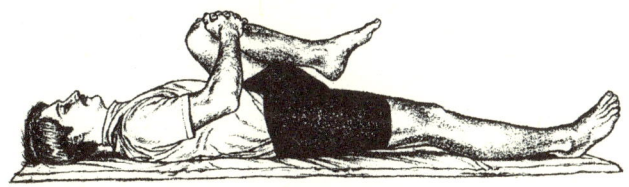

Pavanamuktasana

und ziehen Sie es an sich heran, als ob Sie das Knie küssen wollten. Die Bauchmuskeln sollen dabei nicht belastet oder gar mit Gewalt angespannt werden. Verharren Sie in dieser Stellung so lange, wie es Ihnen angenehm ist. Wiederholen Sie die Übung mit dem anderen Bein.

Diese Übung stärkt die Bauchmuskulatur und hilft Ihnen, Blähungen loszuwerden.

Die Kobrastellung (Bhujangasana)

Legen Sie sich auf den Bauch. Die Stirn ruht auf dem Boden. Entspannen Sie Ihre Muskeln. Legen Sie jetzt die Handflächen wie für einen Liegestütz in Schulterhöhe neben sich auf den Boden. Die Ellbogen liegen am Körper an. Heben Sie jetzt langsam Schultern und Brust an. Unterleib und Beine bleiben entspannt auf dem Boden liegen. Heben Sie den Kopf und blicken Sie einmal nach rechts und nach links. Halten Sie diese Stellung zehn Sekunden lang. Lassen Sie sich dann wieder langsam hinuntersinken. Atmen Sie nur durch die Nase. Wiederholen Sie die Übung sechsmal.

Diese Übung hilft bei Verstopfung und Blähungen. Die Rückenmuskulatur und die Wirbelsäule werden gestärkt.

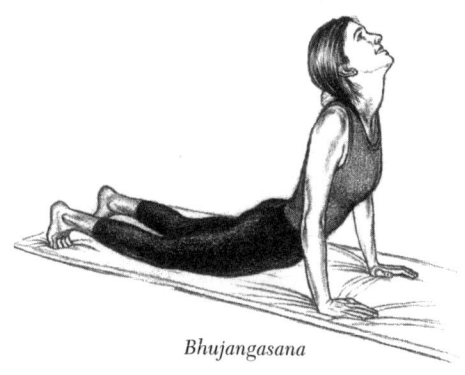

Bhujangasana

9 SPEZIELLE VERDAUUNGS-PROBLEME: VERSTOPFUNG, DURCHFALL, BLÄHUNGEN

Wir haben uns bisher mit der nervösen Verdauung im allgemeinen beschäftigt, aber es soll nicht unerwähnt bleiben, daß einige dieser Beschwerden auch für sich allein und ohne die Einbettung in den Gesamtzusammenhang der nervösen Magen- und Darmbeschwerden auftreten können. Mit dreien davon wollen wir uns in diesem Kapitel beschäftigen. Verstopfung, Durchfall und Blähungen sind weitverbreitete Beschwerden, die bestenfalls lästig sind, aber manchmal auch Vorläufer von ernsthaften Störungen sein können. Wir werden diese Beschwerden zwar einzeln besprechen, aber vergessen Sie nicht, daß es sich bei ayurvedischer Betrachtung lediglich um Variationen von ein und demselben Thema handelt. Alle diese Beschwerden leiten sich aus Störungen der verschiedenen Doshas und Subdoshas ab, die für die Regelung der Verdauungs- und Ausscheidungsfunktionen verantwortlich sind. Die körperlichen Symptome sind je nach Art und Schwere der Beeinträchtigung der Doshas verschieden, aber die Behandlung wird in vielen Fällen die gleiche sein.

VERSTOPFUNG

Verstopfung kann vielerlei Gründe haben. Manche davon sind sehr banal, wie Flüssigkeits- oder Bewegungsmangel. Auch lange im Bett herumzuliegen ist einem regelmäßigen Stuhlgang überhaupt nicht zuträglich, und das gleiche gilt für viele häufig verschriebenen Antibiotika. Erkundigen Sie sich bei Ihrem Arzt, ob bei Medikamenten, die er Ihnen verschrieben hat, eventuell mit einer solchen Nebenwirkung zu rechnen ist.

Die beiden letztgenannten Ursachen der Verstopfung findet man besonders häufig bei älteren Menschen. Bei ihnen kann die Beschäftigung mit der Verdauung zu einer Art Lebensinhalt werden. Jeder Arzt kann bestätigen, daß viele ältere Patienten ihrem Stuhlgang ein besonders hohes Maß an Aufmerksamkeit zukommen lassen.

Eine gewisse Aufmerksamkeit gegenüber unseren Körperfunktionen ist natürlich durchaus angebracht, aber wer kennt nicht die Redensart, daß dann, wenn man darauf wartet, erst recht nichts passiert –, und es gibt ganz gewiß genügend andere Dinge, über die man nachdenken kann, während man darauf wartet, daß die Natur ihren Lauf nimmt.

Ich möchte an dieser Stelle noch einmal wiederholen, daß bei der Darmträgheit älterer Menschen häufig Medikamente eine Rolle spielen, denn im Alter bekommen viele Leute Mittel zur Stabilisierug von Herz und Kreislauf oder zur Senkung des Blutdrucks. Diese Medikamente können auch Verstopfungen verursachen. Falls es möglich ist, das Mittel abzusetzen oder auf ein anderes Medikament umzusteigen, wird sich auch die Darmtätigkeit in aller Regel verbessern.

Bei den Angehörigen der jüngeren und mittleren Altersstufe ist nach Ansicht der westlichen Medizin die Verstopfung vor allem eine Frage der Ernährung. Sie werde verursacht, heißt es, weil die Nahrungsmittel zu »kompakt« und zu »glatt« seien.

Mit diesen Ausdrücken sind die fehlenden Ballaststoffe gemeint. Ballaststoffe verlassen den Dünndarm unverdaut und garantieren auf diese Weise eine gute Füllung des Dickdarms, so daß der Darminhalt ohne große Schwierigkeiten durch mäßige Kontraktionen der Dickdarmwandungen weitertransportiert werden kann. Wenn der Darminhalt zu wenig Masse hat, tritt er in Form von kleinen und harten Klümpchen in den Dickdarm ein, der sich dann extrem stark zusammenziehen muß, um den Transport zu bewerkstelligen. Der Betroffene erlebt diese Kontraktionen als schmerzhafte Krämpfe.

Die ayurvedische Lehre fordert, daß ein gesunder Mensch regelmäßig einmal am Tag Stuhlgang haben soll, damit die Abfallstoffe des Vortages ausgeschieden werden. Wenn man sich schon lange mit chronischer Verstopfung herumgeschlagen hat, kann es durchaus einige Zeit dauern, bis dieses Ziel erreicht ist – selbst wenn man die Zufuhr von Ballaststoffen erhöht und sich auch sonst an alle in diesem Buch gegebenen Ratschläge hält. Die Verdauungsfunktion wird sich jedoch nach und nach wieder regulieren, denn der Körper ist immer bestrebt, ein gestörtes Gleichgewicht zu korrigieren.

Über leichte bis mäßige Verstopfungen, die während dieser Regulierungsphase auftreten, brauchen Sie sich keine Gedanken zu machen. Das menschliche Verdauungssystem ist enorm anpassungsfähig, und es kann mit chronischer Verstopfung ohne erkennbaren Schaden fertig werden. Im Ayurveda gilt ein wohlgefüllter Dickdarm sogar als etwas Positives, das den Körper stabilisiert, denn durch die gute Füllung wird das Aufsteigen von Luft und Gasen in die höheren Regionen des Verdauungstraktes verhindert.

Drastische Behandlungsmethoden wie Einläufe und starke Abführmittel sollten deshalb mit Vorsicht angewendet werden; ganz abgesehen von den Problemen einer Gewöhnung. Besonders beim Vata-Konstitutionstyp können Nebenwirkungen wie Schlaflosigkeit, Herzklopfen und Angstzustände hervorgerufen werden.

In den meisten Fällen dürfte es möglich sein, der Verstopfung durch eine schrittweise Umstellung der Ernährung beizukommen, wie es weiter oben schon besprochen wurde. Falls Sie aber trotz erfolgter Umstellung immer noch keinen Erfolg verbuchen können, möchte ich hier noch einige speziell auf dieses Problem abgestimmte Empfehlungen geben.

Im Ayurveda betrachtet man aus dem Gleichgewicht geratenes Vata als die eigentliche und tiefere Ursache von Verstopfung. Eines der charakteristischen Merkmale von Vata ist die Trockenheit, was leicht eine trockene, harte und knotige Beschaffenheit der Exkremente hervorruft.

Als ein Gegenmittel wird im Ayurveda empfohlen, die tägliche Ernährung mit etwas Ghee anzureichern. Ghee ist im Sanskrit die Bezeichnung für geklärte Butter. Am Ende des Buches finden Sie im Kapitel »Rezepte« eine Anleitung, wie Sie Ghee selbst zu Hause herstellen können. Man kann Ghee bei Tisch an die Speisen geben oder anstelle anderer Öle und Fette beim Kochen verwenden.

Machen Sie es sich zur Regel, morgens regelmäßig ein Glas warmes Wasser zu trinken und anschließend genügend lange auf der Toilette sitzen zu bleiben. Auf diese Weise läßt sich der Darm zur Pünktlichkeit erziehen. Falls Sie morgens immer besonders stark verstopft sind, können Sie es einmal mit einem Löffel Mandelöl versuchen, den Sie regelmäßig morgens kurz nach dem Aufwachen einnehmen. Sie brauchen das nicht endlos fortzuführen, aber wenn Sie dieses Öl über die Dauer von einem Monat einnehmen, läßt es die Darmwände allmählich gleitfähiger werden. Auch eine Handvoll Rosinen, die man abends vor dem Zubettgehen gegessen hat, regt zu einem normalen morgendlichen Stuhlgang an.

Die beste Methode, für genügend Ballaststoffe in der Ernährung zu sorgen, ist immer noch, viel frisch gegartes Gemüse, Vollkorngerichte und frisches Obst zu verzehren. Die Wirkung wird allerdings nicht sofort einsetzen. In der Regel vergehen zwei bis drei Wochen, bis sich die Umstellung bemerkbar macht.

Im Ayurveda kennt man auch bestimmte Pflanzen und Obstsäfte, die abführend wirken, wie zum Beispiel Traubensaft, Rote Bete, Mungbohnen, Pflaumen und Pflaumensaft. Da jeder Mensch anders reagiert, sollten Sie ein wenig experimentieren, bis Sie herausgefunden haben, was Ihrem Darm am besten zu einer regelmäßigen Ausscheidung verhilft.

Hier noch ein Wort der Vorsicht. Man sollte niemals größere Mengen von künstlich hergestellten Ballaststoffen zu sich nehmen, etwa nach dem Motto »Doppelt genäht hält besser«. Wenn künstliche Ballaststoffe nicht in einer ausreichenden Menge Wasser aufgeschwemmt sind, bilden sie im Darm eine zähe Masse, durch die die Verstopfung nur noch schlimmer wird. Trinken Sie zu diesen Präparaten pro Teelöffel unbedingt einige große Glas Wasser.

Noch besser ist es natürlich, überhaupt nicht auf Ersatzstoffe zurückzugreifen, sondern stattdessen die Ernährung auf Vollwertkost mit einem hohen natürlichen Ballaststoffgehalt umzustellen.

Abführmittel sollten Sie nur im äußersten Fall verwenden. Man wird nur allzu leicht davon abhängig, was zur Folge hat, daß es noch schwieriger wird, dem Darm einen natürlichen und regelmäßigen Stuhlgang anzuerziehen.

Wenn Sie sehr verstopft sind und schon mehrere Tage nicht mehr zur Toilette gehen konnten, kann Ihnen vielleicht ein Einlauf helfen. Ich empfehle Einläufe mit einem halben bis zu einem knappen dreiviertel Liter Wasser von Körpertemperatur. Wie bei Abführmitteln gilt auch bei Einläufen, daß man sie nur sparsam einsetzen sollte, weil sonst eine regelmäßige Darmfunktion kaum zustande kommen kann.

DURCHFALL

Für sich allein genommen ist Durchfall ein Symptom, das auf alles Mögliche hinweisen kann. Er kann von einer bakteriellen Infektion ausgelöst worden sein oder auch von einer anderen Magen-Darm-Störung, aber meistens ist er die Folge von Streß, verdorbenem Essen oder die Nebenwirkung eines Medikaments.

Wenn das Verdauungssystem und besonders der Dünndarm, aus irgendeinem Grund die in der Nahrung enthaltene Flüssigkeit nicht ausreichend absorbiert, kann es ebenfalls zu Durchfällen kommen. Das kann sich zu einer ernsten Krankheit auswachsen. Manchmal sondert der Dünndarm sogar selbst Flüssigkeit ab.

Meistens jedoch gehen Durchfälle von allein vorbei. Wenn Sie plötzlich Durchfall bekommen, obwohl Sie sonst selten davon betroffen sind, sollten Sie nicht gleich zu einem der gängigen Medikamente greifen. Essen Sie vielmehr an diesem Tag nur ganz leichte Kost oder auch gar nichts und legen Sie sich ein Weilchen hin, damit der Körper in Ruhe die überschüssige Flüssigkeit absorbieren kann. Denken Sie daran, daß sich der Körper nach übermäßiger oder ungesunder Nahrungsaufnahme oft selbst mit einem kurzen, aber heftigen Durchfall wieder ins Gleichgewicht bringt. Sofern das der Fall ist, tut man sich gewiß keinen Gefallen, wenn man den Durchfall bremst. Lassen Sie ihn ruhig sein Werk verrichten.

Sobald der Anfall vorüber ist, sollten Sie aber mehr

trinken als sonst, um den Flüssigkeitsverlust aufzufangen, der mit dem Durchfall einhergeht. Diese Dehydration ist sehr kräftezehrend und verursacht oft unmittelbar nach dem Durchfall eine Verstopfung.

Bei Säuglingen tritt durch Durchfall bedingte Dehydration häufig auf. Manche Forscher gehen davon aus, daß Flaschenkinder häufiger von Durchfällen betroffen sind als Brustkinder. Als Ursache kommen vielerlei Infektionen und selbst das Zahnen infrage.

Kleinkinder unter sechs Monaten, bei denen der Durchfall auch nur einen Tag lang anhält, sollen auf jeden Fall zum Arzt gebracht werden, damit der Flüssigkeitsverlust nötigenfalls durch eine Infusion ausgeglichen werden kann. Heutzutage ist das kein Problem mehr, aber noch vor hundert Jahren war in den USA bei Kleinkindern die Dehydration durch Durchfall eine der häufigsten Todesursachen, und in der Dritten Welt fallen ihr auch heute noch viele Säuglinge zum Opfer.

Bei plötzlich auftretendem Durchfall, der dann einige Tage lang anhält, sollte man seinen Arzt aufsuchen. Falls der Durchfall von blutigem Stuhl und Gewichtsverlust begleitet ist, ist ein Arztbesuch unerläßlich.

Ein chronischer Durchfall, der ärztlich untersucht wurde, ohne daß eine spezielle Ursache festgestellt werden konnte, ist nach meinem Dafürhalten als nervöse Verdauungsbeschwerde zu bewerten. In diesem Fall werden Ihnen die Ratschläge und Empfehlungen dieses Buches eine Hilfe sein.

Da dünnflüssiger Stuhlgang auf unausgeglichenes Pitta hinweist, möchte ich ganz besonders die Pitta-ausgleichende Ernährung empfehlen. Auch das tägliche Einnehmen von einem Teelöffel Flohsamen trägt zur Darmberuhigung bei. Dieses Kraut hilft oft sowohl bei Durchfall wie auch bei Verstopfung.

GASBILDUNG IM VERDAUUNGSTRAKT

Jeder muß gelegentlich einmal aufstoßen oder ein Lüftchen loswerden, aber für manche Menschen kann die
Gasbildung zu einem lästigen, unangenehmen und pein-
lichen Problem werden. Unser Verdauungstrakt beher-
bergt allerdings immer eine gewisse Menge an Gasen,
denen sogar beim Transport des Darminhalts durch Dickdarm und Mastdarm eine wichtige Rolle zukommt.

Für Gase im Magen-Darm-Trakt gibt es drei Ursachen:

1. Das Verschlucken von Luft.

2. Die Entstehung von Kohlendioxid im oberen Teil des
   Dünndarms durch eine chemische Reaktion zwischen
   der Magensäure und Bikarbonaten aus der Bauchspeicheldrüse.

3. Die Tätigkeit der mehr als 400 verschiedenen Bakterienstämme, die normalerweise im Dickdarm angesiedelt sind.

Verschluckte Luft wird meistens durch Aufstoßen wieder
aus dem Körper befördert. Gase, die auf die zweite und
dritte Art entstanden sind, führen zu dem, was man höf-
lich als »ein Lüftchen« bezeichnet. Wir wollen die beiden
Problemkreise getrennt behandeln.

Aufstoßen

Viele Leute reden beim Essen und kauen mit offenem
Mund. Beides führt unweigerlich dazu, daß zusammen
mit der Nahrung auch Luft hinuntergeschluckt wird. Es

kommt dann relativ schnell zum Aufstoßen, aber nicht alle Arten des Aufstoßens sind unbedingt das gleiche.

Da wäre zunächst das spontane und reflexhafte Aufstoßen zu nennen. Der Betroffene registriert den Vorgang, der oft eine gewisse Erleichterung bringt, nur ganz nebenbei – in manchen Ländern gilt ein »Rülpser nach dem Essen« sogar als Kompliment an den Koch!

Daneben gibt es das zwanghafte Aufstoßen. Wie der Name schon sagt, hat sich hier eine Art Zwang entwickelt, der oft vom Gefühl eines dauernden Drucks im Magen begleitet ist, der Erleichterung verlangt. Die Betroffenen haben aber selten mehr Luft im Magen als andere Leute. Sie reagieren nur empfindlicher auf die im Magen eingeschlossene Luft, da sie diesen Druck als Angstsignal zu verstehen gelernt haben.

In einem solchen Fall ist Streßabbau natürlich die beste Abhilfe, aber auch das körperliche Bedürfnis aufzustoßen kann gedämpft werden, indem man weniger Luft schluckt. Bemühen Sie sich deshalb, langsamer zu essen und beim Essen weniger zu reden.

Zum Abschluß noch ein wichtiger Hinweis: Ein übermächtiger Drang zum Aufstoßen kann auf einen Herzinfarkt hinweisen. Wenn sich dieser Drang als starkes Zusammenkrampfen des Zwerchfells bemerkbar macht und von Schmerzen im Arm oder im Kiefer begleitet ist, muß sofort ein Arzt gerufen werden.

BLÄHUNGEN UND BLÄHUNGSSCHMERZEN

Stechende Leibschmerzen und ständige Blähungen werden meistens als Folge einer übermäßigen inneren Gasbildung gesehen. Aber wie beim zwanghaften Aufstoßen kann auch hier die Ursache ganz woanders liegen.

Diejenigen, die von den oftmals unerträglichen Leibschmerzen betroffen sind, die durch Blähungen verursacht werden können, haben meist auch nicht mehr Gase im Darmtrakt als andere Leute, aber sie haben oft einen gereizten Darm, der schon auf einen normalen Gasinhalt überempfindlich reagiert. In diesen Fällen sind die Blähungsschmerzen oft Teil der Gesamtproblematik einer gestörten Verdauung.

Ein Beleg dafür wurde durch Experimente erbracht, bei denen der Dickdarm von Versuchspersonen durch das Aufblasen von kleinen in den Darm eingeführten Ballons geweitet wurde. Bei Versuchspersonen mit nervösen Verdauungsstörungen lag die Schmerzgrenze deutlich niedriger als bei der gesunden Vergleichsgruppe. Darüber hinaus äußerte sich bei der belasteten Gruppe der Schmerz nicht lokalisiert, sondern als diffuses Schmerzgefühl im gesamten Bauchbereich, das manchmal bis in den Rücken ausstrahlte.

Menschen mit einem »Reizdarm« scheinen für die Befindlichkeit ihres Darms wesentlich hellhöriger zu sein. Dafür ist möglicherweise die Tatsache verantwortlich, daß bei ihnen die üblichen Behandlungsmethoden notorisch zu Mißerfolgen geführt haben. Diese gesteigerte Empfindlichkeit würde auch erklären, weshalb diese Patientengruppe stärker unter den Nebenwirkungen von Medikamenten zu leiden hat, als andere Menschen – was dazu führt, daß Sie eher geneigt sind, von der verordneten Dosierung abzuweichen oder die verschriebenen Medikamente überhaupt nicht mehr zu nehmen.

Blähungen entstehen meistens erst im Dickdarm, und sie sind in erster Linie ernährungsabhängig. Wer zum Beispiel eine Kost verzehrt, die vorwiegend aus Eiweiß besteht, gibt seinem Dickdarm wenig zu tun, weil die Verdauung von Eiweiß zur Hauptsache im Dünndarm stattfindet.

Wenn man jedoch viel Kohlehydrate verzehrt, wie beispielsweise Bohnen und Nüsse, Süßigkeiten und große Mengen von Fleisch, dann trägt die Bakterienflora des Dickdarms die Hauptlast der Verdauung. Zudem kann durch eine solche Ernährung die Zahl und die Art der Darmbakterien verändert werden.

Die Tätigkeit dieser Darmbakterien führt zur Entstehung von Gasen, von denen einige – beispielsweise der Schwefelwasserstoff – sehr übelriechend sind. Falls Darmwinde für Sie und Ihre Umgebung eine starke Belästigung darstellen, dürfte sich das Problem entschärfen, wenn Sie den Verzehr von Kohlehydraten, Süßigkeiten und gegebenenfalls von rotem Fleisch einschränken.

Wer Antibiotika einnimmt, sollte wissen, daß auch das zur Bildung von Blähungen führen kann. Eine weitere Ursache können Nahrungsmittelallergien sein. Im Kapitel zehn werde ich näher darauf eingehen.

Nun noch einige weitere Ratschläge, wie man mit der Gasbildung fertig werden kann:

1. Halten Sie eine Vata-ausgleichende Ernährung ein.

2. Wer mit Aufstoßen und Blähungen zu kämpfen hat, sollte ganz besonders darauf achten, daß seine Mahlzeiten nicht in einer unruhigen und hektischen Atmosphäre stattfinden. Eile, Betrieb und erregte Tischgespräche führen dazu, daß man noch mehr Luft mit dem Essen hinunterschluckt und zu einer verstärkten Gasbildung.

Bemühen Sie sich, nicht zu reden, während Sie kauen, und achten Sie darauf, daß Sie nicht zu schnell essen. Durch gründliches Kauen gelangt mehr Speichel in den Magen, und dadurch wird auch die Produktion der anderen Verdauungssäfte stärker angeregt.

3. Vermeiden Sie es, Speisen miteinander zu verzehren, die in dieser Zusammenstellung Blähungen verursachen. Beim Frühstück werden zum Beispiel gern Zitrusfrüchte und Stärke zusammengebracht – Orangensaft und Toast sind dafür das klassische Beispiel. Diese beiden Kategorien von Nahrungsmitteln stellen an das Verdauungssystem widersprüchliche Ansprüche, die nicht unter einen Hut zu bringen sind. Sie kommen deshalb noch ziemlich unverdaut im Dickdarm an – und die Blähungen sind Ihnen so gut wie gewiß.

4. Um die Ausscheidung von Gasen aus dem Verdauungssystem zu unterstützen, sollte man ein- bis zweimal am Tag das weiter oben erwähnte Joghurtgetränk Lassi zu sich nehmen. (Rezept am Ende des Buches im Kapitel »Rezepte«.)

5. Man kann zehn Minuten vor jedem Mittag- und Abendessen eine Tasse Ingwertee mit Honig trinken.
Beim Essen selbst sollte man so wenig wie möglich trinken (vor allem keine Milch). Versuchen Sie, ohne Tischgetränke auszukommen. Die Verdauungssäfte werden durch zusätzliche Flüssigkeit verdünnt und geschwächt.

6. Nehmen Sie nach der Mahlzeit einen viertel Teelöffel Fenchelsamen und kauen Sie ihn gut durch. Das ist ein wirksamer Schutz vor Blähungen.

7. Und zu guter Letzt: Gönnen Sie sich nach jeder Mahlzeit ein paar ruhige Minuten, bevor Sie sich wieder an Ihr Tagwerk begeben.

10 ANDERE VERDAUUNGS- BESCHWERDEN

GESCHWÜRE

In den Vereinigten Staaten gehören Magengeschwür-
präparate zu den meistverschriebenen Medikamenten,
und in Deutschland, Österreich oder der Schweiz ist die
Lage nicht viel besser. In den Forschungslabors der Phar-
mahersteller wurden Überstunden gemacht, um diese
Medikamente zu entwickeln, deren gute Wirkung bei vielen Patienten nicht bestritten werden kann. Es wäre
natürlich allemal besser gewesen, wenn es bei den Betroffenen überhaupt nicht zu einem Geschwür gekommen
wäre, aber da das Geflecht der Ursachen vielfach kaum zu
entwirren ist, ist eine Vorbeugung oft sehr schwer.

Zwei Arten von Geschwüren kommen am häufigsten
vor: Magengeschwüre, das sind Entzündungen in der
Magenschleimhaut, aus denen sich offene Geschwüre
entwickelt haben – und Zwölffingerdarmgeschwüre. Das
sind Geschwüre ganz ähnlicher Art im obersten Abschnitt
des Dünndarms, der die Bezeichnung Zwölffingerdarm
trägt.

Zwölffingerdarmgeschwüre sind im allgemeinen weniger gefährlich. Außerdem hat in den Vereinigten Staaten
ihre Häufigkeit in den letzten 30 Jahren vermutlich in-
folge der veränderten Ernährungsgewohnheiten abgenommen. Die meisten Zwölffingerdarmgeschwüre heilen
innerhalb von ein paar Monaten ab, aber wer einmal

solche Geschwüre gehabt hat, bekommt sie mit ziemlicher Sicherheit auch wieder.

Eine der Ursachen ist unzweifelhaft die Magensäure, denn Menschen, die kaum Magensäure produzieren, bekommen auch keine Zwölffingerdarmgeschwüre. Andererseits ruft eine überhöhte Magensäureproduktion nicht unbedingt Zwölffingerdarmgeschwüre hervor. Der kritische Punkt dürfte wohl darin liegen, ob der Zwölffingerdarm in der Lage ist, Magensäure überhaupt zu ertragen.

Die eigentlichen Magengeschwüre unterscheiden sich hiervon in mancherlei Hinsicht. Sie sind weniger häufig, die davon Betroffenen sind meist älter, und in den letzten Jahren hat die Zahl der Fälle nicht abgenommen.

Magengeschwüre sind in der Regel die gefährlichere Spielart. Die Magensäure ist auch hier an der Entstehung beteiligt, wobei die Erkrankung nicht unbedingt die Folge einer Säure-Überproduktion sein muß, denn viele Betroffene haben eine schwächere Magensäureproduktion als der Bevölkerungsdurchschnitt. Diese Erkrankung dürfte darauf zurückzuführen sein, daß der Magen von seinen eigenen Sekreten angegriffen wird.

Schon seit vielen Jahren gilt Streß als einer der Hauptfaktoren für die Entstehung von Magen- und Darmgeschwüren. Akute Streßsituationen können den Fluchtreflex auslösen, der unter anderem auch bewirkt, daß der Verdauungsprozeß unterbrochen wird. Säurehaltige Verdauungssekrete und unverdaute Nahrung bleiben dann oft gefährlich lange im Magen liegen und können Entzündungen verursachen. Bei der operativen Behandlung von Geschwüren, und besonders von Zwölffingerdarmgeschwüren, wird bezeichnenderweise häufig auch der Vagusnerv durchtrennt, der neben anderen Funktionen auch die Weiterleitung des Fluchtreflexes vom Gehirn zum Magen besorgt.

Im Ayurveda werden Magen- und Darmgeschwüre meistens als eine Pitta-Funktionsstörung verstanden, der verschiedene Erscheinungsformen der Überhitzung zugrunde liegen können – zum Beispiel eine emotionale Überhitzung durch Gereiztheit und Streß, biologische Überhitzung durch übermäßige oder falsch zusammengesetzte Magensäure, oder auch ernährungsbedingte Überhitzung durch überwürzte Speisen.

Geschwüre können sich jedoch auch dann entwickeln, wenn jegliche unausgeglichene Hitzeeinwirkung fehlt. Es handelt sich dann um eine Kapha-Funktionsstörung, bei der die Schleimabsonderungen der Schleimhaut den Anforderungen zum Schutz dieses Körpergewebes nicht gewachsen sind.

Um eine problemlose Verdauung zu gewährleisten, wird im Ayurveda eine Ernährung empfohlen, die auf starke Reize verzichtet. Reizstoffe wie Koffein, Alkohol und Tabak sollten in jedem Fall gemieden werden. Zwar treten viele Magen- und Darmgeschwüre im Gefolge von unausgeglichenem Pitta auf und folglich auch von Überhitzung, aber kalte und rohe Speisen sind trotzdem fehl am Platz. Überspringen Sie keine Mahlzeiten. Halten Sie regelmäßige Mahlzeiten ein, damit der Magen stets mit etwas Nahrung ausgekleidet ist, die den direkten Kontakt von Magensäure und Schleimhaut abpuffert. Achten Sie vor allem darauf, daß während der Mahlzeiten keine Probleme gewälzt oder Konflikte ausgetragen werden.

DARMKATARRH (ENTERITIS)

Man könnte vermuten, daß »Darmkatarrh« etwas Ähnliches ist wie der »Reizdarm«, der in diesem Buch eingehend besprochen worden ist. Die Ähnlichkeit der Sym-

ptome ist frappierend. Darmkatarrh oder Enteritis, wie
dieses Syndrom medizinisch genannt wird, ist aber eine
eigene Kategorie von ziemlich schweren Magen-Darm-
Erkrankungen, zu denen auch die Colitis ulcerosa und die
Crohn-Krankheit gehören, die in gewisser Hinsicht ge-
meinsam betrachtet werden können. Weiter unten mehr
darüber.

Die klinische Diagnose und die Behandlung der
Enteritis gehen über den Rahmen dieses Buches hinaus,
aber ich möchte trotzdem an dieser Stelle ein paar Worte
über diese Krankheit verlieren.

Trotz eingehender Forschungen ist die westliche Medizin über die Ursachen der Enteritis bisher noch nicht
zu einem endgültigen Ergebnis gekommen. Es hat den
Anschein, daß der Auslöser in einer Kombination von
Erb- und Umweltfaktoren zu suchen ist. Enteritis tritt oft
bei bestimmten Familien von Generation zu Generation
immer wieder auf – vielfach, aber keineswegs ausschließlich, bei jüdischen Familien.

Enteritis wird andererseits so gut wie nie bei Bevölke-
rungen in jenen Teilen der Welt beobachtet, wo eine ballaststoffreiche Ernährung immer noch die Norm darstellt.
Da diese Bevölkerungsgruppen nach Anzahl und Umfang
langsam schrumpfen, hat sich die Enteritis weiter ausbreiten können.

Das legt natürlich den Schluß nahe, daß die Ernährung dabei eine wichtige Rolle spielt. Bei der in der
westlichen Welt vorherrschenden Ernährung mit vor-
behandelten und ballaststoffarmen Nahrungsmitteln
können immer wieder unverdaute Reste in der faltigen
Auskleidung des Verdauungstraktes und speziell des
Dickdarms zurückbleiben. Ähnlich wie ein kleiner Holz-
splitter, der in der Haut steckt, zu einer oberflächlichen
Entzündung führen kann, können auch durch diese Nah-

rungsrückstände, die zäh an den empfindlichen Wandungen des Verdauungstraktes haften, Geschwüre, Blutungen und andere Symptome der Enteritis hervorgerufen werden.

An dieser Stelle sei nur soviel gesagt, daß die Colitis ulcerosa im Unterschied zur Crohn-Krankheit im allgemeinen im Enddarm beginnt, mit Blutungen als dem häufigsten Symptom. Die eigentliche Erkrankung spielt sich an den Wandungen des Dickdarms ab, wobei in schweren Fällen der Dickdarm in seiner gesamten Länge von der Krankheit befallen sein kann. Je nach der Ursprungsregion und der Schwere der Erkrankung kommt es vor, daß die Betroffenen längere Zeit mit der Krankheit leben, ohne einen Arzt aufzusuchen. In anderen Fällen schlägt diese Krankheit mit Durchfall und schweren Schmerzen ganz plötzlich zu.

Bei der Crohn-Krankheit geht die Erkrankung bis in die Tiefe der Darmwände und spielt sich nicht nur auf der Oberfläche der Darminnenwand ab. Die Geschwüre reichen also tiefer. Die Krankheit zeigt sich anfangs meist als Schmerz im rechten unteren Bauchbereich, der in vielen Fällen als Blinddarmentzündung fehlgedeutet wird.

Wie bei der Colitis ulcerosa können auch hier Durchfälle auftreten, aber sie sind nur selten von Blutungen begleitet. Falls doch Blutungen auftreten, können diese wegen der tiefreichenden Geschwürbildung besorgniserregend stark ausfallen. Die Entzündungen greifen vom Dickdarm gelegentlich auf andere Organe über und können sogar bis zur Hautoberfläche durchdringen.

Sowohl die Colitis ulcerosa wie auch die Crohn-Krankheit sind sehr schwere und manchmal sogar lebensbedrohende Erkrankungen. Die herkömmliche Therapie arbeitet mit sehr starken Medikamenten und chirurgischen

Eingriffen, bei denen die befallenen Organe gelegentlich
vollständig entfernt werden.

Im Ayurveda begegnet man der Enteritis auf der für
diese Lehre charakteristischen tieferen Ebene des Ver-
ständnisses. Der Ayurveda sieht das Problem in Verbindung mit den *chakren*. Dies sind Konzentrationspunkte
der Energie, die unsere Existenz in all ihren Aspekten
dirigiert. Im Gegensatz zu unseren Organen sind die Chakren keine Gebilde aus Fleisch und Blut, die im Inneren
unseres Körpers angeordnet sind. Die Chakren gehören
vielmehr zu unserem feinstofflichen Körper, der auf einer
anderen Ebene existiert und mit unserem Erdenkörper
an einigen wichtigen Punkten materiell verbunden ist. Es
gibt sieben Chakren. Die Lage des ersten Chakras ist am
Ende des Rückgrats am Steißbein, und das siebente befindet sich an einem Punkt knapp zehn Zentimeter über
unserem Scheitel.

Nach ayurvedischem Verständnis liegt bei der Enteritis
die Wurzel des Übels im ersten dieser Zentralpunkte am
Steißbein mit der Bezeichnung *muladhara*, dem »Wurzel-
Chakra«. Dieses Chakra ist unser Verbindungspunkt zur
Erde. Es steuert unsere Fähigkeit, uns sicher und »erd-
verbunden« zu fühlen und emotionalen Beeinträchtigungen zu widerstehen.

Erkrankungen wie die Crohn-Krankheit oder Colitis
ulcerosa sind ein Hinweis auf eine schlechte Verankerung
im Bereich des ersten Chakras. Anders ausgedrückt: Die
Enteritis erwächst daraus, daß sich auf einer fundamentalen Ebene des Daseins die Angst eingenistet hat.

Eine ayurvedische Behandlung muß das in Betracht
ziehen. Erst wenn die Bewältigung dieses grundsätzlichen Problems in Angriff genommen ist, werden auf
körperlicher und geistiger Ebene ein echtes Wachstum
und eine wirkliche Gesundung möglich.

Sobald die schwersten Symptome der Enteritis zum Abklingen gebracht worden sind, wird im Ayurveda ein Kräuterpräparat mit dem Namen *asafoetida* verschrieben, das sich als hochwirksam erwiesen hat, um den Darm gesunden zu lassen und gesund zu erhalten. Dieses Kraut ist in besonderer Weise dazu geeignet, Ansammlungen von Giftstoffen abzubauen, die sich durch übermäßigen Verzehr von rotem Fleisch und Schnellimbißkost angereichert haben.

DIVERTIKULOSE

Divertikel sind eine Form von Eingeweidebrüchen. Es sind sackförmige kleine Ausstülpungen, die aus der Dickdarmwand nach außen hervortreten. Man könnte sie mit kleinen Ballons vergleichen, die sich an den Schwachstellen eines stark aufgeblasenen Fahrradschlauchs bilden. Mit »Divertikulose« wird das gehäufte Auftreten von solchen Ausstülpungen bezeichnet. Wenn es in diesen Divertikeln zu einer Infektion kommt und sie sich entzünden, spricht man von »Divertikulitis«.

Wie die meisten der bisher besprochenen Magen-Darm-Erkrankungen ist die Divertikulose in der westlichen Welt stärker verbreitet als in den schwächer industrialisierten Ländern. In Amerika war sie bis zur Einführung von Auszugsmehl und Raffineriezucker Ende des 19. Jahrhunderts so gut wie unbekannt. Je mehr sich die Ernährung von den natürlichen Grundlagen entfernte, desto stärker nahm auch die Verbreitung der Divertikulose zu. Man schätzt, daß heutzutage in der westlichen Welt über die Hälfte der Menschen mehr oder weniger von Divertikulose betroffen sind.

Die beste Vorbeugung gegen Divertikel ist eine lebens-

lang durchgehaltene ballaststoffreiche Ernährung. Die
Ballaststoffe verleihen dem Darminhalt mehr Volumen
und sorgen dafür, daß der Dickdarm sich für den Transport der verdauten Nahrung nicht extrem zusammenziehen muß. Divertikel bilden sich weitaus eher, wenn der
Dickdarm Schwerstarbeit leisten muß, sofern ihm seine
Arbeit nicht durch eine ballaststoffreiche Ernährung erleichtert worden ist.

Wenn sich Divertikel erst einmal gebildet haben, gehen sie nicht mehr zurück. Aber auch in diesem Fall sind
Ballaststoffe ein guter Schutz davor, daß sie sich entzünden oder gar nach außen aufbrechen. Entzündungen der
Divertikel werden häufig durch darin eingeschlossene
winzige Nahrungsreste ausgelöst. Oft kann dann nur noch
eine Operation helfen. Viel einfacher wäre es gewesen,
eine ballaststoffreiche Ernährung einzuhalten und eine
stark verfeinerte, stopfende Kost zu meiden.

BLINDDARMENTZÜNDUNG

Der Blinddarm ähnelt einem langen Divertikel am unteren rechten Ende des Dickdarms. Seine Entstehung
hat aber in keiner Weise etwas mit falscher Ernährung
zu tun – jeder Mensch wird mit einem Blinddarm gebo-
ren.

In der Tierwelt gibt es Beispiele, wo der Blinddarm
noch einen Beitrag zur Verdauung leistet, aber beim
Menschen ist seine Funktion schwer zu erkennen. Ähnlich wie bei Divertikeln besteht auch beim Blinddarm
die Gefahr, daß er sich mit Ausscheidungen zusetzt. Da er
bis zu 30 Zentimeter lang werden kann, sind beim Blinddarm auch Abknickungen möglich. Das kann zu Appen-
dizitis führen – der medizinischen Bezeichnung für

Blinddarmentzündung. Eine unbehandelte Blinddarmentzündung kann sich zu einem Blinddarmdurchbruch
auswachsen, wobei gefährliche Krankheitserreger in die
Bauchhöhle ausgestreut werden.

Blinddarmentzündung tritt vorwiegend bei Kindern
und jungen Erwachsenen bis zum dreißigsten Lebensjahr
auf. Sie fängt oft mit leichten Schmerzen in der Nabelge-
gend an, die allmählich stärker werden und dabei langsam
zum rechten Unterbauch hinunterwandern. Fieber kann,
muß aber nicht auftreten.

Wenn der Verdacht auf eine Blinddarmentzündung besteht, muß sofort ein Arzt aufgesucht werden.

HÄMORRHOIDEN

Auch hier handelt es sich um ein weitverbreitetes Leiden,
das meistens mit einer ballaststoffreichen Kost zu vermeiden gewesen wäre. Wenn die Exkremente zu wenig Substanz haben, kann die daraus resultierende Anstrengung
beim Stuhlgang zur Vergrößerung der Venen im Mastdarm und am After führen.

Liegt die betroffene Vene im nervenarmen Bereich des
oberen Mastdarms, dann treten zwar keinerlei Schmerzen auf, aber auf Toilettenpapier und Exkrementen ist
hellrotes venöses Blut zu beobachten. Wenn die Vene
näher am Darmausgang sitzt, sind schmerzhafte Stuhl-
gänge unvermeidlich und vielfach kommt es ebenfalls zu
Blutungen. Blutgerinnsel in der verletzten Vene können
große Schmerzen verursachen, die bis in das umgebende
Gewebe am Darmausgang ausstrahlen. Diese Verknotun-
gen verschwinden im Lauf der Zeit von selbst, aber die
Schmerzen, die sie bis dahin verursachen, sind beträcht-
lich.

Bei Hämorrhoiden ist die Vorbeugung einfacher als die Heilung. Neben einer ungesunden Ernährung scheint auch ein nervöser Charakter die Anfälligkeit zu erhöhen. Viele Betroffene berichten, daß bei ihnen die Hämorrhoiden in Zeiten großer Belastung und Sorge aufgetreten sind.

Da dieses Leiden auch durch schlechte Körperhaltung und eine vorwiegend sitzende Lebensweise begünstigt wird, sollte man unbedingt Ausgleichssport betreiben. Man darf den Sport aber auch nicht übertreiben, denn schweres Gewichtheben und die Belastung durch ausgedehntes Joggen und Bergsteigen können ihrerseits wieder zu Hämorrhoiden führen.

Die westliche Medizin geht gegen Hämorrhoiden mit industriell hergestellten Salbenpräparaten, heißen Sitzbädern und manchmal auch mit den Mitteln der Chirurgie vor. Leider liefert auch eine Operation keine Garantie, daß das Leiden nicht erneut auftritt. Im Analbereich liegen die Venen dicht an dicht, und jedes dieser Blutgefäße ist eine potentielle Hämorrhoide.

Eine ayurvedische Behandlung sieht Waschungen mit dem Sud von gefäßverengenden Kräutern wie *haritaki* und *alum* und von Granatäpfeln vor, sowie den Verzicht auf Alkohol und stark gewürzte Speisen.

Wenn Sie nach oder beim Stuhlgang einen schmerzhaften Knoten im After spüren, ist es so gut wie gewiß, daß Sie Hämorrhoiden haben. Wenn allerdings auch Blutungen zu verzeichnen sind, sollten Sie es nicht bei einer Selbstdiagnose belassen. Dann müssen Sie, Schwellung hin oder her, auf jeden Fall zum Arzt gehen.

NAHRUNGSMITTELALLERGIEN

Allergien sind eine spezielle Art des Körpers, auf den Kontakt mit einer bestimmten Substanz zu reagieren. Genauer gesagt handelt es sich dabei um einen Fehlalarm im Immunsystem.

Man muß dabei zwischen Nahrungsmittelallergien und Nahrungsmittelunverträglichkeiten unterscheiden. Die Symptome sind bei beiden zwar ähnlich, aber bei der Unverträglichkeit kommt es nicht zu einer Reaktion des Immunsystems, und deshalb zeigt sich die Unverträglichkeit auch langsamer. Eine Unverträglichkeit für Muscheln kann sich beispielsweise erst mehrere Stunden nach dem Verzehr bemerkbar machen oder gar erst am nächsten Tag. Echte Allergien zeigen sich jedoch unverzüglich und mit Nachdruck.

Bei einer Nahrungsmittelallergie mobilisiert der Körper gegen das auslösende Nahrungsmittel die gleiche Abwehr wie gegen den Angriff gefährlicher Erreger. In den Zellen werden Abwehrstoffe produziert, die den Eindringling unschädlich machen sollen. Diese Abwehrstoffe verursachen den bei Allergien so charakteristischen Nies- und Juckreiz und die lästigen Schwellungen. Wenn Sie zum Beispiel gegen Nüsse allergisch sind, geht das Immunsystem nachhaltig gegen die Nüsse los, die Sie gerade verzehrt haben. Den Nüssen macht das nichts aus, denn sie sind nur totes Material – Sie selbst aber sind mit der vollen Wucht der Abwehrreaktion Ihres Körpers konfrontiert.

Weshalb nun spricht das Immunsystem beim einen auf Nüsse an und beim anderen nicht? Eine klare Antwort auf diese Frage steht noch aus. Die allergische Reaktion scheint allerdings in einer gewissen Beziehung zur Belastung durch Streß zu stehen. Manchmal reagiert jemand eine Reihe von Jahren auf bestimmte Nahrungsmittel allergisch, dann verschwindet die Allergie auf einmal für eine ebenso lange Zeit. Plötzlich zeigt sie sich dann wieder – meist zusammen mit einer neuen Streßbelastung am Arbeitsplatz oder in einer Beziehung.

Durch den Streß wird das Immunsystem in eine erhöhte oder sogar hektische Alarmbereitschaft versetzt, und der Organismus läßt dann die allergische Reaktion ablaufen. Das Immunsystem verhält sich wie eine überempfindliche Mausefalle, die das Zuschlagen einer Tür mit der Maus verwechselt.

Häufig sind Milch, Weizen und Eier die Allergieauslöser. Im Ayurveda weiß man, daß eine Beziehung zwischen diesen und anderen Allergieauslösern und den einzelnen Doshas besteht.

Vata reagiert eher auf Bohnen und Mais, bei Pitta sind es Tomaten, Pfirsiche und Erdbeeren, und bei Kapha bilden Milchprodukte die wichtigsten Auslöser. Wenn diese Nahrungsmittel in einem zu frühen Lebensalter dem Organismus angeboten werden (bei Eiern ist das häufig der Fall), oder wenn die neuen Nahrungsmittel in einer mit Wut und Angst belasteten Atmosphäre aufgezwungen werden, kann es zu einer falschen Programmierung des Immunsystems kommen, die sich dann in Form der Allergie zeigt.

Man kann dieser Situation auf verschiedene Weise begegnen, wobei die dauerhafteste Lösung darin besteht, die fraglichen Nahrungsmittel vollkommen und für immer zu meiden. Das funktioniert natürlich, aber eigentlich wird dabei das Problem nur umgangen und nicht gelöst.

Es gibt Injektionen, mit denen man das Immunsystem gegen bestimmte Aulöser, wie zum Beispiel Bienenstiche, unempfindlich machen kann, aber bei Nahrungsmittelallergien versagt diese Methode. Meiner Meinung nach ist es am besten, vorübergehend auf die allergieauslösenden Nahrungsmittel zu verzichten, dabei aber gleichzeitig das Immunsystem mit heilenden Gewürzen wie Muskat, Kardamom, Fenchel, Kreuzkümmel umd Ingwer zu beruhigen.

Diese Gewürzpflanzen setzen keineswegs die allgemeine Abwehrbereitschaft der Körpers gegen die Bedrohungen durch Krankheitserreger herab, aber sie dämpfen die übertriebene Alarmbereitschaft des Immunsystems, die sämtlichen Allergien zugrunde liegt. Zudem geht von diesen Gewürzen eine allgemein beruhigende Wirkung auf das Gefühlsleben aus, und das wiederum kommt dem gesamten Körper-Geist-System zugute.

ZUM SCHLUSS

Der Verdauung kommt für das körperliche und geistige Wohlbefinden eine absolut zentrale Rolle zu, und das macht sie so wichtig. Man ist nicht nur das, was man ißt, wie so oft betont wurde. Man ist auch das, was mit der Nahrung geschieht, solange sie sich im Körper befindet. Wenn dieses Geschehen Beschwerden und Unbehagen auslöst, ist die Lebensfreude rundum beeinträchtigt.

Die Nahrung, die Nahrungsaufnahme und das Essen sollten wirklich Freude machen. Für die Gesundheit gibt es kaum etwas Wichtigeres, und vermutlich ist der obige Satz überhaupt das Wichtigste, was man in Sachen Ernährung sagen kann. Aber machen Sie sich über die wahre Natur dieses Vergnügens keine falschen Vorstellungen. Der Genuß, den der tägliche Verzehr von besonders süßen oder fettreichen Speisen verschafft, kann zur Gewohnheit und sogar zur Sucht werden, aber er macht nicht wirklich Freude.

Das kann jeder bestätigen, der eine solche Nahrungsmittelabhängigkeit entwickelt hat – wenn er mit sich selber ehrlich ist. Wenn man sich auf diese Weise ernährt, sind die Wahlmöglichkeiten abhanden gekommen. Man weiß von vornherein, daß man heute wieder Süßigkeiten oder Hamburger essen wird, denn gestern war es genau so und morgen wird es auch nicht anders sein. Ich denke, von Freude am Essen kann da keine Rede mehr sein.

Wenn eine echte Freude am Essen aufkommen soll

und wenn man in den Genuß einer gesunden Verdauung kommen will, ist eine wirkliche Kontrolle über das eigene Tun die erste Voraussetzung. Sobald Sie in Ihrer Ernährung wieder eine Nahrungsvielfalt praktizieren – am besten so, daß sämtliche ayurvedischen Geschmacksrichtungen vertreten sind – werden Sie feststellen, wie sich auf allen Gebieten Ihres Lebens allmählich positive Veränderungen zeigen. Das wird es Ihnen buchstäblich schmackhaft machen, die Umstellung Ihrer Ernährung beizubehalten und fortzuentwickeln. All das wird sich ganz natürlich und von selbst ergeben, ohne daß Sie sich in irgendeiner Weise dazu zwingen müßten.

Zwang ist überhaupt der größte Feind einer gesunden Verdauung. Man zwingt sich dazu, bestimmte Nahrungsmittel in großen Mengen zu essen, man zwingt sich, andere zu meiden, man setzt den Verdauungstrakt unter Zwang, zwingt sich möglicherweise sogar dazu, auf die Toilette zu gehen – aber all das ist nichts anderes als der Ausdruck einer aus dem Gleichgewicht geratenen Verdauung.

Machen Sie sich die Mühe herauszufinden, wo Ihre Ernährungsweise – und Ihre Lebensweise – in Zwängen gefangen ist, und haben Sie den Mut, etwas Entscheidendes dagegen zu unternehmen. Die vollkommene Gesundheit wird Ihr Lohn sein.

Es gibt keinen Grund, weshalb Sie sich mit weniger zufrieden geben sollten.

REZEPTE

DIE HERSTELLUNG VON GHEE

Ghee ist geklärte, also durch Erhitzen gereinigte Butter.
Ghee gilt im Ayurveda als sehr hochwertiges Nahrungsmittel mit einem hohen Energiegehalt und kann anstelle von Butter als Brotaufstrich verwendet werden.
Zudem ist es auch ein ideales Koch- und Bratfett, da es
im Gegensatz zu Butter nicht anbrennt. Ghee kann man
in Lebensmittelgeschäften und in Bioläden bekommen.
Man kann es auch nach folgendem Rezept selbst herstellen:

1. Erhitzen Sie in einem Edelstahltopf ein bis zwei Pfund
   ungesalzene Butter auf kleiner oder mittlerer Flamme.
   Achten Sie darauf, daß die Butter nicht braun wird.

2. Der Wassergehalt der Butter verdampft während des
   Schmelzvorgangs. Nach 30 bis 40 Minuten setzen sich
   die milchigen Bestandteile der Butter auf dem Boden
   des Gefäßes und auf der Oberfläche der Schmelze ab.

3. Die Milchreste auf dem Boden nehmen allmählich ein
   kräftiges Goldbraun an. Sie können jetzt kleine Blä-
   schen aufsteigen sehen. Nehmen Sie nun die Schmelze
   vom Feuer. Achten Sie darauf, daß die Butterschmelze
   selbst nicht braun wird.

4. Die heiße Schmelze wird durch ein baumwollenes Küchentuch in ein Gefäß aus Edelstahl oder hitzebeständigem Glas abgegossen. Man legt das Tuch am besten über ein Sieb aus Edelstahl. Achten Sie darauf, daß Sie nicht mit der heißen Schmelze in Berührung kommen.

Sie können Ghee im Kühlschrank aufbewahren, unbedingt erforderlich ist dies aber nicht.

DIE ZUBEREITUNG VON LASSI

Geben Sie 1/4 Teelöffel Kardamom, etwas Safran und drei Eßlöffel heißes Wasser in einen Mixer, und rühren Sie das Ganze zehn Sekunden lang durch. Geben Sie jetzt zwei Becher Naturjoghurt, zwei Tassen kaltes Wasser und zwei Eßlöffel braunen Zucker dazu und schlagen Sie es glatt. Die Menge ergibt vier Portionen.

Lassi muß bis zum Verzehr im Kühlschrank aufbewahrt werden.

DIE AUFBEREITUNG VON SESAMÖL
FÜR DIE AYURVEDISCHE ÖLMASSAGE

Im Ayurveda wird empfohlen, naturbelassenes und kaltgepreßtes Sesamöl zu verwenden, wie man es zum Beispiel im Bioladen bekommen kann. Vor der Verwendung sollte das Öl jedoch nach der folgenden einfachen Anleitung aufbereitet werden, weil es dann besser in die Haut eindringen kann.

1. Erhitzen Sie das Öl auf die Siedetemperatur von Wasser (100 °C). Wenn man vor dem Erhitzen ein paar Tropfen Wasser ins Öl gegeben hat, kann man leicht feststellen, wann diese Temperatur erreicht ist. Sobald die Wassertropfen knistern und zischen, kann das Öl vom Feuer genommen werden.

Man kann auch nach dem Augenschein vorgehen. Sobald das Öl zu wallen beginnt, wird es vom Feuer genommen.

2 Sie können bis zu einen Liter Öl auf einmal aufbereiten. Diese Menge dürfte für mindestens zwei Wochen reichen.

3. VORSICHT: Öl ist leicht entflammbar, und man muß deshalb entsprechende Sicherheitsvorkehrungen treffen. Erhitzen Sie das Öl auf *kleiner* Flamme und *verlassen Sie auf keinen Fall den Raum, während es auf dem Herd steht.* Sobald die richtige Temperatur erreicht ist, muß der Topf mit dem Öl sofort vom Herd genommen werden. Sorgen Sie dafür, daß das Öl an einem sicheren Ort (außerhalb der Reichweite von Kindern!) abkühlen kann.

WÖRTERVERZEICHNIS

Abhyanga – tägliche Ölmassage

Agni – das Verdauungsfeuer

Ama – im Körper abgelagerte Schlacken und Giftstoffe

Apana – Subdosha von Vata, das die nach unten gerichteten Strömungen steuert

Asafoetida – ayurvedisches Kräuterpräparat

Asanas – Körper- oder Sitzhaltungen des Yoga

Ayurveda – Wissenschaft vom Leben

Bastimarma – Haupt-Marma-Punkt in der Bauchregion

Chakren – Konzentrationspunkte der Energie

Dehydration – innere Austrocknung des Körpers

Divertikel – sackförmige kleine Ausstülpungen

Doshas – die drei grundlegenden, Geist und Körper verbindenden Stoffwechselprinzipien, Konstitutionstypen (Vata, Pitta und Kapha)

Gandharvaveda – alte vedische Musiktradition

Grahani – Sanskrit für Dünndarm

Haritaki – gefäßverengende Kräuter

Hridayamarma – Haupt-Marma-Punkt im Herzen

Kapha – für den Körperbau verantwortliches Dosha

Marma – Verbindungspunkt zwischen Bewußtsein und Materie, Reflexpunkt

Mahamarmas – die drei Haupt-Marma-Punkte oder großen Marmas

Muladhara – Wurzel-Chakra

Neuromuskuläre Integrationsübungen – Yoga-Übungen

Ojas – reines Stoffwechselprodukt; Endprodukt von richtiger Verdauung und Assimilierung der Nahrung

Pitta – für den Stoffwechsel verantwortliches Dosha

Pragyaparadh – Fehler des Intellekts, die Identifizierung mit dem Teil auf Kosten des Ganzen

Pranayama – Yoga-Atemübungen

Shiramarma – Haupt-Marma-Punkt im Kopf

Vata – für alle Bewegungen im Körper verantwortliches Dosha

Vata churna – »churna« bedeutet soviel wie Pulver

Yoga – jahrtausendealte, umfassende indische Meditationslehre, die sich verschiedener »Mittel« bedient, zum Beispiel der Asanas, des Pranayama, der eigentlichen Meditation (Dhyana) und anderer

Zirkadianer Rhythmus – vierundzwanzigstündiger Tag- und Nachtrhythmus

BEZUGSQUELLEN
FÜR AYURVEDA-PRODUKTE

Deutschland:

Ayurvedische Qualitätsöle
»Oshadhi« Ayus GmbH
Schoferstr. 9
77830 Bühlertal
Tel. (o 72 23) 7 45 90
Fax (o 72 23) 7 58 84

Maharishi Ayur-Ved Center
Gymnasiumstr. 7-9
88400 Biberach
Tel. (o 73 51) 7 35 71
Fax. (o 73 51) 7 17 53

MTC Deutschland
Postfach 11 26
41845 Wassenberg
Tel. (o 24 32) 24 94

Maharishi
Ayur-Veda Produkte
Kunigunda Schönleben
Adalbert-Stifter-Straße 22
85098 Großmehring
Tel./Fax (08407) 16 17

Österreich:

MA GmbH
Biberstr. 22/2
1010 Wien
Tel. (01) 31 27 96
Fax (01) 31 52 86

Schweiz:

Maharishi Ayur-Veda
Products
6377 Seelisberg
Tel. (043) 31 27 96
Fax (043) 31 52 86

REGISTER